Digiuno Intermittente

Conoscere e Sfruttare il Potere di un'Alimentazione strategica per Dimagrire e Massimizzare la Tua Salute, Energia e Benessere

Di Alessandra Casesa

Sommario

Le Radici Antiche del Digiuno ad oggi

Nell'oscuro labirinto del tempo, tra le pieghe dell'antichità, risiede una pratica umana che sfida le convenzioni e i paradigmi nutrizionali. Parliamo del digiuno intermittente, una pratica che ha radici profonde nel passato e che ha resistito alle tempeste della storia, emergendo come un faro di saggezza nel mare delle abitudini alimentari dell'umanità.

Le origini del digiuno intermittente affondano nel tessuto stesso della nostra esistenza. Nei giorni primordiali dell'umanità, quando la caccia e la raccolta erano la norma, i nostri antenati non avevano il lusso dell'abbondanza costante di cibo. Dovevano adattarsi alle fluttuazioni della natura, riuscendo a prosperare nonostante la scarsità stagionale di cibo.

In tempi antichi, il digiuno non era solo una pratica occasionale, ma un elemento fondamentale della vita quotidiana. Le società antiche, da quelle dell'antica Grecia e Roma fino alle civiltà dell'Estremo Oriente, incorporavano regolarmente periodi di digiuno nei loro rituali religiosi e culturali. Il digiuno era considerato non solo un atto di purificazione del corpo, ma anche dell'anima, un mezzo per elevare lo spirito e accedere a uno stato di maggiore consapevolezza.

I grandi maestri spirituali del passato, dai buddhisti ai monaci cristiani, praticavano il digiuno come parte integrante della loro disciplina spirituale. Attraverso il controllo dei desideri carnali e la purificazione del corpo, cercavano di raggiungere una connessione più profonda con il divino e un'integrità interiore.

Ovviamente, il digiuno intermittente non era riservato solo ai monaci e agli asceti. In molte culture, le persone comuni incorporavano periodi di digiuno nella loro routine quotidiana per motivi di salute e benessere. La saggezza popolare tramandata di generazione in generazione testimonia di come il digiuno fosse considerato un rimedio naturale per una vasta gamma di disturbi fisici e mentali.

Nonostante le sue radici antiche e profonde, il digiuno intermittente ha attraversato periodi di oscurità e disprezzo nel corso della storia. Con l'avvento dell'era industriale e la proliferazione dell'abbondanza alimentare, il digiuno è stato relegato in gran parte al dimenticatoio, considerato una pratica arcaica e superata.

Tuttavia, come tutte le verità eteree, il digiuno intermittente ha resistito al passare del tempo, risorgendo con una forza rinnovata nell'era moderna. Con il crescente interesse per la salute e il benessere, sempre più persone stanno riscoprendo i benefici del digiuno intermittente e abbracciando questa antica pratica con entusiasmo.

Nel panorama della salute e del benessere, il digiuno intermittente si staglia come un faro di speranza, una pratica millenaria che risorge con nuova vitalità nell'era moderna. Questo rinascimento non è solo il frutto di una moda passeggera, ma il risultato di una crescente consapevolezza riguardo ai nostri stili di vita e alle antiche sapienze che hanno resistito alla prova del tempo.

Nell'ultimo decennio, ha guadagnato sempre più seguaci, attirando l'attenzione di esperti di salute, ricercatori e persone comuni desiderose di migliorare il proprio benessere. Questo rinnovato interesse ha portato a un'esplosione di studi scientifici che hanno esplorato i molteplici benefici del digiuno intermittente e hanno contribuito a demistificarne le pratiche.

Uno dei motivi principali di questo rinascimento è il crescente riconoscimento dei problemi legati all'obesità, alle malattie croniche e alla salute metabolica. In un'epoca in cui l'abbondanza alimentare è diventata la norma e le malattie legate allo stile di vita sono in costante aumento, il digiuno intermittente offre una via alternativa per promuovere la salute e il benessere.

Ma il rinascimento del digiuno moderno va oltre la semplice ricerca di una soluzione alla crisi sanitaria attuale. Rappresenta anche un ritorno alla consapevolezza delle nostre radici biologiche e culturali, un rifiuto dell'iperconsumismo e un richiamo alla saggezza antica che ci insegna a rispettare i cicli naturali della vita.

Le testimonianze di coloro che praticano questo stile di vita sono un tributo al suo potere trasformativo. Molte persone riportano una perdita di peso significativa, un miglioramento della salute cardio metabolica, una maggiore chiarezza mentale e una sensazione generale di benessere. Questi risultati tangibili sono accompagnati da una sensazione di empowerment personale, poiché le persone scoprono di avere il controllo sulla propria salute e il proprio destino.

Tuttavia, il rinascimento del digiuno moderno non è privo di critiche e controversie. Alcuni esperti sollevano preoccupazioni riguardo alla sicurezza e alla sostenibilità del digiuno intermittente, sottolineando la necessità di ulteriori ricerche per comprendere appieno i suoi effetti a lungo termine. Allo stesso tempo, altri sottolineano che il digiuno intermittente non è adatto a tutti e che è importante adattare la pratica alle esigenze individuali e consultare un professionista della salute prima di intraprenderla. Nonostante le sfide e le controversie, il digiuno intermittente continua a guadagnare terreno, spingendo avanti la frontiera della salute e del benessere.

La Scienza dietro al Digiuno: Esplorando i Meccanismi Biologici e i Benefici per la Salute

Il digiuno, come abbiamo visto, è una pratica antica che ha dimostrato di avere numerosi benefici per la salute del corpo e della mente. In un'epoca in cui l'eccesso di cibo è diventato un problema diffuso, il digiuno è emerso come un approccio alternativo per migliorare la salute e favorire il benessere generale in ogni sua forma.

Può essere definito come l'astensione consapevole dall'assunzione di cibo per un determinato periodo di tempo. Questo può assumere diverse forme, tra cui il digiuno intermittente, il digiuno a giorni alterni, il digiuno prolungato e altro ancora. Ognuno di questi approcci ha le proprie caratteristiche e può essere adattato alle esigenze e alle preferenze individuali.

Le ragioni alla base del digiuno possono variare da persona a persona. Alcuni potrebbero praticare il digiuno per ragioni religiose o spirituali, mentre altri potrebbero farlo per perdere peso, migliorare la salute metabolica o sperimentare i benefici per la salute associati a questa rinascente e rivalutata pratica.

Il digiuno non è solo una questione di restrizione calorica, ma coinvolge anche una serie di processi biologici complessi che si attivano quando il corpo è privato di cibo. Durante il digiuno, il corpo passa da uno stato di alimentazione e digestione a uno stato di digiuno e riparazione. Questo cambiamento di stato attiva una serie di meccanismi fisiologici che possono portare a miglioramenti significativi nella salute e nel benessere. Adesso cominceremo ad analizzare alcuni dei più importanti meccanismi che si innescano nei periodi di non alimentazione, cercheremo di spiegarne in modo semplice il significato e i loro benefici.

Partiamo da uno dei meccanismi più importanti ovvero **l'autofagia.** Ma cos'è in definitiva questo meccanismo? L'autofagia è un processo cellulare altamente conservato, essenziale per l'omeostasi cellulare e la salute complessiva della cellula. Coinvolge la degradazione e il riciclo di componenti cellulari danneggiate o disfunzionali, come proteine, organelli e aggregati proteici. Il termine "autofagia" deriva dal greco e significa letteralmente "mangiare sé stessi". Questo processo è fondamentale per mantenere la salute cellulare e contribuisce al mantenimento dell'equilibrio interno della cellula, quindi è già chiaro quanto sia importante questo processo, spesso sottovalutato.

Durante l'autofagia, le cellule degradano e riciclano le proprie componenti interne danneggiate, come proteine. Questo processo consente alle cellule di eliminare materiali inutili o danneggiati e di riutilizzare le componenti cellulari essenziali per la sopravvivenza e il funzionamento ottimale.

L'autofagia è particolarmente importante in condizioni di stress cellulare, come, appunto, il digiuno, in cui le cellule devono adattarsi alla mancanza di nutrienti. Durante il digiuno, l'autofagia viene attivata per garantire che le cellule possano sopravvivere e funzionare in assenza di apporto nutritivo esterno.

Il tempo necessario per attivare l'autofagia attraverso il digiuno può variare da persona a persona e dipende da diversi fattori, come il tipo di digiuno praticato e lo stato metabolico individuale. In generale, alcune ricerche suggeriscono che l'autofagia inizia ad attivarsi dopo circa 12-16 ore dall' astensione dal cibo.

Questo processo può contribuire a ridurre lo stress ossidativo, migliorare la funzione mitocondriale e favorire la longevità cellulare, tre concetti chiave nella biologia cellulare, e tutti e tre sono influenzati da fattori ambientali e comportamentali, tra cui il digiuno. Ecco una panoramica di come queste tre aree sono interconnesse e come il digiuno può avere un impatto su di esse:

1. Funzione Mitocondriale:

I mitocondri sono organelli all'interno delle cellule eucariotiche che sono responsabili per la produzione di energia attraverso il processo noto come fosforilazione ossidativa. Durante questo processo, i mitocondri convertono nutrienti in adenosina trifosfato (ATP), che è la principale molecola di energia utilizzata dalle cellule. Una funzione mitocondriale efficace è essenziale per mantenere l'energia cellulare e supportare vari processi metabolici. Il digiuno può stimolare la biogenesi mitocondriale, il processo attraverso il quale nuovi mitocondri vengono creati all'interno delle cellule. Questo può aiutare a migliorare l'efficienza energetica e la capacità di resistere allo stress.

2. Stress Ossidativo:

Lo stress ossidativo si verifica quando c'è uno squilibrio tra la produzione di specie reattive dell'ossigeno (ROS) e la capacità delle cellule di neutralizzare o riparare i danni causati da queste molecole. Le ROS sono prodotti collaterali del metabolismo cellulare, soprattutto durante la produzione di energia nei mitocondri. Se non controllate, le ROS possono danneggiare proteine, lipidi e DNA, portando a disfunzioni cellulari e contribuendo all'invecchiamento e a varie malattie.

Durante il digiuno, il consumo di ossigeno e la produzione di ROS possono diminuire, riducendo così lo stress ossidativo. Inoltre, il digiuno può aumentare l'espressione di enzimi antiossidanti che aiutano a neutralizzare le ROS.

3. Longevità Cellulare:

La longevità cellulare si riferisce alla capacità delle cellule di mantenere la loro funzionalità e di evitare la morte prematura. I meccanismi di riparazione del DNA, la qualità del controllo delle proteine e la rimozione efficace delle cellule danneggiate (autofagia) sono processi critici che contribuiscono alla longevità cellulare. Il digiuno può attivare percorsi di segnalazione come quello del AMPK (proteina chinasi attivata dall'adenosina monofosfato) e del sirtuin, che sono coinvolti nella regolazione del metabolismo energetico e nella longevità. Il digiuno può inoltre promuovere l'autofagia, un processo di "pulizia" cellulare che rimuove le parti danneggiate delle cellule, contribuendo a mantenere la salute e la funzione cellulare.

Tra i vari meccanismi che si innescano, un altro tra i più notevoli è l'impatto, che il digiuno, ha sulla **riduzione dell'insulina**, l'ormone chiave che regola i livelli di glucosio nel sangue. Quando ci nutriamo, il nostro corpo decompone i carboidrati in glucosio, che entra nel flusso sanguigno. Questo incremento di glucosio induce il pancreas a secernere insulina, un messaggero biologico che funge da chiave, sbloccando le porte delle cellule affinché il glucosio possa essere utilizzato come energia. Tuttavia, in uno stile di vita caratterizzato da abbondanti e frequenti pasti, soprattutto quelli ricchi di carboidrati semplici, il pancreas è costantemente stimolato a produrre insulina, un fenomeno che può portare a quello che è noto come resistenza all'insulina – una condizione in cui le cellule del corpo diventano meno reattive a questo ormone.

Il digiuno interviene in questo ciclo. Durante i periodi di astinenza dal cibo, il flusso costante di glucosio si interrompe, riducendo così il bisogno di secrezione di insulina da parte del pancreas. In assenza di nuovi apporti di glucosio, il corpo inizia a bruciare le riserve di grasso per ottenere energia, un processo chiamato chetosi. Man mano che il digiuno prosegue, i livelli di insulina nel sangue diminuiscono, e le cellule iniziano a riacquistare la loro sensibilità all'ormone, migliorando la loro capacità di rispondere in modo più efficiente.

La riduzione dell'insulina grazie al digiuno, dunque, non è solo una dimostrazione della capacità del corpo di adattarsi e di gestire risorse energetiche interne, ma è anche un promemoria della saggezza intrinseca dei meccanismi fisiologici che governano la salute umana, una saggezza che, con rispetto e comprensione, può essere armonizzata con le pratiche di vita contemporanee per promuovere un'esistenza più equilibrata e sana.

Un altro fattore che si innesca è l'**aumento dei livelli di noradrenalina e adrenalina**. Il corpo umano dimostra una straordinaria capacità di adattamento metabolico influenzata dall'orchestrazione ormonale. Due protagonisti chiave in questo processo sono la noradrenalina e l'adrenalina, entrambi appartenenti alla famiglia delle catecolamine. Questi ormoni, liberati dal sistema nervoso simpatico e dalle ghiandole surrenali in risposta alla carenza di apporto calorico, giocano un ruolo cruciale nel mediare la transizione metabolica dallo stato di alimentazione a quello di digiuno.

Durante il digiuno, la diminuzione dei livelli di glucosio nel sangue segnala la necessità di mobilizzare le riserve energetiche. In risposta, la produzione di noradrenalina e adrenalina aumenta, innescando una serie di eventi biochimici che conducono alla lipolisi, il processo di scissione dei trigliceridi depositati nel tessuto adiposo in acidi grassi liberi e glicerolo. Questi acidi grassi vengono poi trasportati attraverso il sangue e utilizzati come fonte energetica dai tessuti periferici, riducendo così la dipendenza dal glucosio.

L'incremento di noradrenalina e adrenalina non soltanto stimola la lipolisi, ma contribuisce anche all'aumento del metabolismo basale. Questa elevazione del dispendio energetico a riposo è una risposta fisiologica del corpo per conservare le riserve energetiche durante periodi prolungati senza cibo. Inoltre, le catecolamine migliorano l'efficienza metabolica attraverso la termogenesi, la produzione di calore corporeo, che rappresenta un ulteriore meccanismo attraverso il quale il corpo utilizza l'energia immagazzinata.

È importante sottolineare che, sebbene il digiuno possa indurre adattamenti metabolici vantaggiosi come l'aumento della lipolisi e del metabolismo, la risposta individuale può variare ampiamente. Inoltre, l'equilibrio tra benefici e potenziali rischi del digiuno deve essere valutato con attenzione, considerando variabili quali durata del digiuno, condizioni di salute preesistenti e obiettivi individuali.

Il digiuno, pertanto, è un esempio di come il corpo umano può attivare risorse interne in risposta a cambiamenti ambientali, come la disponibilità di cibo, attraverso un'affascinante e complessa rete ormonale che ci consente di sopravvivere e funzionare in un ampio ventaglio di situazioni.

Adesso andiamo ad analizzare un altro meccanismo chiave innescato da questa pratica ovvero la **produzione**

di chetoni. Ma quali benefici ha questa produzione? Vediamolo insieme dettagliatamente.

I chetoni, o corpi chetonici, sono composti organici che il corpo produce come fonte alternativa di energia quando l'accesso al glucosio è limitato. Questo può verificarsi durante il digiuno, una dieta a basso contenuto di carboidrati, o un esercizio fisico prolungato. I chetoni sono prodotti principalmente nel fegato durante la scomposizione dei grassi.

Ci sono tre tipi principali di corpi chetonici:

1. Acetoacetato (AcAc): è il primo tipo di corpo chetonico prodotto durante la chetogenesi (il processo di produzione di chetoni).

2. Beta-idrossibutirrato (BHB): non è tecnicamente un chetone a causa della sua struttura chimica, ma è comunemente classificato come tale e funge da trasportatore di energia nel sangue.

3. Acetone: è il meno abbondante e viene prodotto per decarbossilazione spontanea dell'acetacetato. È anche il meno utilizzato dal corpo per l'energia e viene principalmente espirato attraverso i polmoni o escreti attraverso l'urina.

Quando il corpo è a corto di glucosio, la principale fonte di energia che preferisce utilizzare, inizia a scomporre i depositi di grasso per produrre energia. Questo processo è noto come lipolisi. I grassi vengono trasformati in acidi grassi e glicerolo nel tessuto adiposo e poi trasportati al fegato. Nel fegato, gli acidi grassi subiscono la beta-ossidazione, che genera AcAc e BHB.

Questi chetoni sono poi rilasciati nel flusso sanguigno e trasportati a vari tessuti, compreso il cervello, che normalmente dipende dal glucosio come fonte di energia. Tuttavia, in assenza di glucosio sufficiente, il cervello può adattarsi all'utilizzo dei chetoni, che attraversano la barriera emato-encefalica e forniscono un'efficace fonte di energia per le cellule cerebrali.

La produzione di chetoni durante il digiuno o altre condizioni di restrizione calorica è una parte naturale della risposta metabolica del corpo per assicurare che i tessuti e gli organi abbiano un approvvigionamento energetico costante quando l'assunzione di cibo è limitata. Questo stato metabolico è noto come chetosi.

La chetosi può avere diversi effetti benefici, come la perdita di peso (per l'utilizzo dei grassi come fonte di energia), riduzione dell'infiammazione e potenziali benefici neuroprotettivi. Tuttavia, è importante differenziare la chetosi fisiologica dalla chetoacidosi, che è una condizione patologica e potenzialmente pericolosa per la vita associata a un elevatissimo livello di chetoni nel sangue, tipicamente riscontrata in persone con diabete di tipo 1 non controllato.

Un altro fattore importante che si verifica è che il digiuno intermittente può influenzare **l'espressione genica e la**

produzione di fattori di crescita in diversi modi, con potenziali benefici sulla salute cerebrale e sulla massa muscolare:

1. Ormone della Crescita (GH): L'ormone della crescita, noto anche come somatotropina, è un peptide prodotto dalla ghiandola pituitaria che ha molteplici effetti anabolici, inclusa la stimolazione della crescita dei tessuti corporei e l'aumento della massa muscolare. Durante il digiuno, i livelli di GH possono aumentare significativamente. Questo avviene perché il digiuno riduce i livelli di glucosio e insulina, favorendo uno stato ormonale che promuove la lipolisi (la scomposizione dei grassi) e la protezione della massa muscolare. L'aumento del GH durante il digiuno aiuta a preservare la massa muscolare e può avere effetti positivi sul metabolismo.

2. Fattore Neurotrofico Derivato dal Cervello (BDNF): Il BDNF è una proteina che svolge un ruolo cruciale nella sopravvivenza, crescita e differenziazione dei neuroni nel cervello. Studi hanno mostrato che il digiuno può aumentare i livelli di BDNF, il che può avere effetti neuroprotettivi e migliorare la plasticità sinaptica, che è la capacità di formare e rafforzare le connessioni tra i neuroni. Livelli più elevati di BDNF sono associati a una riduzione del rischio di disturbi neurodegenerativi come la malattia di Alzheimer e il morbo di Parkinson, nonché, a miglioramenti nelle funzioni cognitive.

3. Espressione Genica: Il digiuno intermittente può influenzare l'espressione di alcuni geni, in particolare quelli coinvolti nella riparazione delle cellule e nella longevità. Per esempio, si è visto che il digiuno può attivare percorsi genetici che potenziano la resistenza allo stress cellulare e inducono l'autofagia, un processo cellulare di pulizia e riciclo che rimuove le parti danneggiate delle cellule. Questo può contribuire a ridurre l'infiammazione e a migliorare la resilienza cellulare.

Tuttavia, mentre i dati sperimentali sugli animali sono spesso promettenti, è importante notare che la ricerca sull'uomo è ancora in corso e non tutti i benefici osservati negli animali possono essere tradotti direttamente negli esseri umani. Inoltre, il digiuno intermittente potrebbe non essere appropriato o sicuro per tutti, inclusi individui con specifiche condizioni mediche, donne in gravidanza o in allattamento, e persone con disturbi del comportamento alimentare.

Digiuno Intermittente e microbiota Intestinale

Il digiuno intermittente porta a una modifica dei ritmi abituali di assunzione di cibo, e tale modifica può avere un impatto diretto sulla composizione del microbiota intestinale. Durante il digiuno, l'assenza di un flusso costante di nutrienti nell'intestino cambia l'ambiente in cui i microrganismi crescono. Questo può portare alcuni microrganismi a svilupparsi in modo più prolifico mentre altri possono diminuire nel numero.

Senza un apporto regolare di carboidrati e altri nutrienti dalla dieta, i batteri che dipendono principalmente da questi substrati per la loro crescita possono ridursi. Al contrario, il digiuno intermittente può incoraggiare lo sviluppo di batteri che sono capaci di metabolizzare altre fonti di energia. Ad esempio, alcuni microrganismi prosperano fermentando le fibre alimentari nel colon, producendo acidi grassi a catena corta che sono benefici per la salute intestinale.

Inoltre, si è notato che il digiuno intermittente può portare a un aumento di batteri considerati benefici, come quelli appartenenti ai generi Lactobacillus e Bifidobacterium. Questi batteri hanno la capacità di produrre acido lattico, che può contribuire ad abbassare il pH nell'intestino e rendere l'ambiente meno ospitale per i batteri patogeni. Contribuiscono anche a rafforzare la barriera intestinale e a modulare il sistema immunitario.

I cambiamenti nel microbiota indotti dal digiuno intermittente possono avere effetti positivi anche sulla salute metabolica e sull'infiammazione. Un microbiota equilibrato può aiutare a migliorare la tolleranza al glucosio, a regolare il peso corporeo e a ridurre i livelli di infiammazione, fattori che sono tutti associati a una salute migliorata e a un rischio ridotto di malattie croniche. Tuttavia, è importante sottolineare che la risposta del microbiota al digiuno intermittente può variare considerevolmente tra individui, e le ricerche in questo campo sono ancora in corso per comprendere più a fondo questi meccanismi. Ma andiamo più nel dettaglio. Il legame tra digiuno intermittente e microbiota intestinale rappresenta un campo di ricerca emergente che promette di rivelare nuove prospettive sull'interazione tra dieta e salute intestinale. Il microbiota, con la sua complessa rete di microorganismi, non è solo un riflesso delle nostre scelte alimentari, ma è anche un attore attivo nel modulare gli effetti sistemici di tali scelte. Pertanto, comprendere in che modo il digiuno modifica questo ecosistema può fornire spunti cruciali per strategie terapeutiche volte a migliorare il benessere generale.

Il digiuno intermittente può influenzare la funzionalità del sistema immunitario attraverso la modulazione del microbiota. Durante i periodi di digiuno, le variazioni nella disponibilità di substrati alimentari alterano la composizione microbica. Questo cambiamento può stimolare il sistema immunitario a ricalibrare le sue risposte, potenzialmente riducendo lo stato di infiammazione cronica basso livello, spesso associato a numerose malattie metaboliche e croniche. Inoltre, l'incremento della biodiversità microbica favorisce la resilienza dell'ecosistema intestinale, che può efficacemente contrastare le fluttuazioni ambientali e patogene.

Interessante è il ruolo del microbiota nella modulazione del metabolismo energetico durante il digiuno intermittente. Le variazioni nella composizione microbica possono influenzare la capacità dell'ospite di metabolizzare i grassi e i carboidrati. Alcuni studi suggeriscono che il digiuno intermittente aumenta la capacità dei microbi di produrre determinati enzimi che facilitano la degradazione delle fibre complesse in energia più facilmente utilizzabile dall'ospite. Questi metaboliti non solo forniscono energia alle cellule del colon, ma servono anche come segnali ormonali che influenzano il metabolismo a livello sistemico, inclusa la regolazione dell'appetito e la sensibilità all'insulina.

La potenziale applicazione terapeutica del digiuno intermittente nel modulare il microbiota offre prospettive intriganti per il trattamento di condizioni come l'obesità, il diabete di tipo 2 e le malattie infiammatorie intestinali. La manipolazione del microbiota attraverso il digiuno programmato potrebbe, per esempio, favorire l'instaurarsi di un ambiente intestinale che supporta il controllo glicemico e la riduzione dell'infiammazione.

Nonostante le evidenze promettenti, la ricerca è ancora ai suoi albori, e sono necessari studi più ampi e rigorosi per stabilire protocolli di digiuno intermittente personalizzati basati su specifiche composizioni microbiche. Inoltre, è fondamentale esplorare non solo l'impatto del digiuno intermittente su adulti sani, ma anche su diverse popolazioni, inclusi anziani, bambini e individui con condizioni preesistenti, per assicurare la sicurezza e l'efficacia di tali interventi dietetici.

Ma andiamo avanti. Durante il digiuno intermittente, il corpo, come abbiamo capito, attraversa una serie di adattamenti cellulari e molecolari che includono una marcata stimolazione del turnover cellulare nell'intestino. Questo processo può avere effetti significativi sulla salute della mucosa intestinale e, di conseguenza, sulla composizione e funzione del microbiota intestinale. Il turnover cellulare nell'epitelio intestinale è un fenomeno naturale e continuo, necessario per mantenere l'integrità e la funzionalità della barriera intestinale. Durante i periodi di digiuno, il ridotto apporto di nutrienti e l'alterazione del metabolismo energetico stimolano una risposta cellulare che può accelerare la rimozione delle cellule danneggiate o senescenti dell'epitelio. Questo incremento nel ricambio cellulare permette il rinnovamento dell'epitelio, potenzialmente portando a una mucosa più robusta e resistente a stress e danni.

Un tessuto epiteliale intestinale sano e funzionale è cruciale per mantenere un ambiente favorevole per il microbiota. Con la rimozione efficiente delle cellule vecchie e il loro rinnovo, il digiuno può contribuire a creare un ambiente intestinale che supporti l'equilibrio del microbiota. Le cellule intestinali sane producono muco e altre sostanze che proteggono il microbiota, influenzandone la composizione e la funzione.

La rigenerazione dell'epitelio intestinale durante il digiuno può anche influenzare il modo in cui le cellule interagiscono con il microbiota. Una mucosa rinnovata è meno permeabile a patogeni e sostanze potenzialmente dannose, ma altresì più efficace nel trasportare nutrienti e nel comunicare con i microorganismi residenti. Queste interazioni possono modulare la risposta immunitaria locale e sistemica, migliorando la tolleranza e riducendo le reazioni infiammatorie non necessarie.

Gli effetti a lungo termine del digiuno sul turnover cellulare e sulla salute intestinale possono essere variabili e dipendono dalla frequenza, dalla durata e dal tipo di digiuno praticato, nonché dalle condizioni individuali dell'individuo. Tuttavia, la promozione di un rinnovamento regolare dell'epitelio e il supporto a un microbiota equilibrato possono contribuire a prevenire o gestire diverse malattie infiammatorie intestinali e metaboliche.

In sintesi, il digiuno può influenzare significativamente la salute dell'intestino stimolando un turnover cellulare efficiente e mantenendo un epitelio intestinale sano, il che, a sua volta, supporta un microbiota ben equilibrato e funzionale. Questa interazione tra rinnovamento cellulare e salute microbica sottolinea il legame profondo tra nutrizione, funzione intestinale e benessere generale.

Il digiuno intermittente esercita un impatto significativo sulla modulazione dell'infiammazione a livello intestinale, incidendo sui livelli di diverse citochine, molecole chiave nella regolazione delle risposte immunitarie. Durante i periodi di digiuno, il corpo subisce una riduzione dei livelli di citochine pro-infiammatorie, che sono comunemente associate a reazioni immunitarie acute e croniche e possono contribuire a danni tessutali e a disfunzioni metaboliche.

Simultaneamente, il digiuno può incrementare la produzione di citochine anti-infiammatorie. Queste citochine aiutano a modulare la risposta immunitaria, promuovendo la risoluzione dell'infiammazione e proteggendo i tessuti da ulteriori danni. Questo cambiamento nel profilo delle citochine crea un ambiente intestinale meno ospitale per i microrganismi che prosperano in condizioni infiammatorie, come alcuni patogeni, e più favorevole per i batteri benefici che supportano la salute intestinale.

Questo ambiente alterato può rafforzare la barriera intestinale, riducendo la permeabilità e impedendo così l'entrata di antigeni nocivi che potrebbero scatenare risposte immunitarie non necessarie. Inoltre, i batteri benefici, spesso coinvolti nella produzione di sostanze come gli acidi grassi a catena corta, possono fiorire in questo ambiente meno infiammatorio. Questi acidi grassi non solo nutrono le cellule epiteliali del colon ma agiscono anche come segnali bioattivi che possono ulteriormente ridurre l'infiammazione e promuovere una risposta immunitaria equilibrata.

Il miglioramento della composizione del microbiota e la riduzione dell'infiammazione grazie al digiuno intermittente possono contribuire a prevenire o mitigare le condizioni di malattie infiammatorie croniche dell'intestino, come la malattia di Crohn e la colite ulcerosa. Queste malattie sono caratterizzate da cicli di infiammazione cronica che compromettono la funzionalità dell'intestino e la qualità della vita dei pazienti.

Il ruolo di questa pratica nella riduzione dell'infiammazione intestinale evidenzia un approccio potenzialmente efficace e non farmacologico per supportare la salute intestinale e generale, sottolineando ancora una volta l'importanza di interventi alimentari e di stile di vita nella gestione della salute e nella prevenzione delle malattie.

Durante il digiuno intermittente, l'assenza temporanea di un apporto costante di nutrienti impone ai batteri intestinali di adattare il loro metabolismo per sopravvivere. Questo adattamento metabolico non è soltanto una semplice reazione di sopravvivenza; esso ha implicazioni profonde per la funzione dei microbi e per il loro contributo alla salute dell'ospite.

In condizioni normali, i batteri intestinali traggono energia principalmente dalla fermentazione delle fibre alimentari, producendo acidi grassi a catena corta (SCFA), che sono cruciali per la salute intestinale. Tuttavia, in assenza di questi substrati durante i periodi di digiuno, i microbi devono sfruttare altre vie metaboliche per ottenere energia. Una di queste vie può includere il metabolismo delle proteine e delle mucine, che sono componenti del muco prodotto dall'epitelio intestinale. Tale cambiamento può avere effetti duali.

Da un lato, l'utilizzo delle mucine come fonte di energia può ridurre temporaneamente la barriera di muco che protegge l'epitelio intestinale, potenzialmente esponendo l'ospite a maggiori rischi di infiammazione se non gestito correttamente. Dall'altro lato, questo processo può stimolare il rinnovamento del muco e delle cellule epiteliali, contribuendo a mantenere l'integrità della barriera intestinale nel lungo termine.

Un altro aspetto rilevante è la possibile alterazione nella produzione di metaboliti microbici. Con il cambiamento della dieta disponibile per i microbi durante il digiuno, la composizione dei metaboliti che essi producono può variare significativamente. Questi metaboliti non solo influenzano la fisiologia del microbiota stesso ma possono anche avere effetti sistemici sull'ospite, come la modulazione delle vie infiammatorie e del metabolismo energetico.

Inoltre, il digiuno può indurre un fenomeno di competizione tra i diversi gruppi di batteri intestinali, ognuno dei quali può adattarsi in modo diverso alla mancanza di nutrienti. Questa competizione può portare a un cambiamento nella dominanza di alcune specie rispetto ad altre, influenzando così l'equilibrio complessivo del microbiota. Un equilibrio ottimale è fondamentale per prevenire la crescita eccessiva di batteri patogeni e per mantenere una risposta immunitaria equilibrata.

Questi cambiamenti nel metabolismo dei microrganismi durante il digiuno intermittente dimostrano come l'ambiente intestinale sia dinamico e come sia sensibile alle modifiche dell'assunzione dietetica. Pertanto, capire questi meccanismi non solo fornisce spunti sulla complessa simbiosi tra microbiota e ospite ma può anche aiutare a sviluppare interventi dietetici mirati per migliorare la salute intestinale e generale.

Infiammazione cronica e i benefici del Digiuno Intermittente

L'infiammazione cronica è una risposta prolungata del sistema immunitario che può manifestarsi per mesi o anni a seguito di una varietà di stimoli, come infezioni persistenti, esposizione continua a sostanze irritanti o tossine, stress prolungato, o malattie autoimmuni. A differenza dell'infiammazione acuta, che è una risposta temporanea e spesso benefica per combattere infezioni e riparare tessuti danneggiati, l'infiammazione cronica può avere effetti negativi e dannosi sul corpo, compromettendo vari tessuti e organi.

Il processo di infiammazione cronica coinvolge l'attivazione continua di cellule del sistema immunitario, come i macrofagi e i linfociti, che producono citochine pro-infiammatorie, chemochine e fattori di crescita. Queste sostanze chimiche contribuiscono a mantenere l'infiammazione, possono attirare ulteriori cellule immunitarie nell'area interessata, e causare danni tissutali prolungati. Una caratteristica di questa infiammazione è la possibilità di alterare la struttura e la funzione dei tessuti; per esempio, la fibrosi, che è la sostituzione di tessuto normale con tessuto fibrotico, può limitare la funzionalità di organi vitali come il fegato, i polmoni e il cuore.

Diversi fattori possono innescare o aggravare l'infiammazione cronica. Le infezioni croniche, ad esempio, possono evadere o sopprimere la risposta immunitaria e persistere nel corpo a lungo. L'esposizione a sostanze tossiche come il fumo di sigaretta e l'inquinamento atmosferico è un altro fattore che può provocare una risposta infiammatoria continua. Anche l'obesità gioca un ruolo significativo; il tessuto adiposo, in particolare quello viscerale, è noto per produrre citochine pro-infiammatorie che contribuiscono all'infiammazione sistemica.

Le malattie autoimmuni, come l'artrite reumatoide e la sclerosi multipla, sono esempi di condizioni in cui il sistema immunitario attacca erroneamente i tessuti sani del corpo, causando infiammazione cronica. Fattori di stile di vita come una dieta povera di nutrienti e ricca di grassi saturi, zuccheri e calorie, unita a bassi livelli di attività fisica e stress cronico, possono anche promuovere l'infiammazione.

L'infiammazione cronica è stata associata a una vasta gamma di disturbi di salute, tra cui malattie cardiovascolari, diabete di tipo 2, obesità, malattie autoimmuni, malattie neurodegenerative come l'Alzheimer e alcuni tipi di cancro. Questi collegamenti sono spesso mediati dall'impatto negativo dell'infiammazione cronica sulla regolazione ormonale, sul metabolismo e sulle funzioni cellulari.

È essenziale affrontare l'infiammazione cronica riducendo i fattori di rischio e adottando un approccio proattivo per gestire e prevenire le condizioni di salute associate. Le modifiche dello stile di vita, come migliorare la dieta, aumentare l'attività fisica, ridurre lo stress ed evitare l'esposizione a tossine ambientali, sono strategie chiave per mitigare l'infiammazione cronica e migliorare la salute generale.

Scientificamente, il digiuno può influenzare l'infiammazione cronica attraverso diversi meccanismi biochimici e fisiologici. Uno dei modi principali in cui il digiuno agisce è modulando i livelli e l'attività di vari mediatori infiammatori nel corpo.

Durante il digiuno, il corpo sperimenta una riduzione significativa dell'apporto calorico, il che porta a una serie di cambiamenti metabolici. Uno di questi è la diminuzione della produzione di citochine pro-infiammatorie. Le citochine sono piccole proteine rilasciate dalle cellule, soprattutto dalle cellule del sistema immunitario, che hanno un ruolo chiave nella modulazione dell'infiammazione. Studi hanno dimostrato che il digiuno riduce i livelli di citochine come il fattore di necrosi tumorale (TNF), interleuchina-6 (IL-6) e interleuchina-1 beta (IL-1β), che sono direttamente coinvolti nei processi infiammatori cronici.

Inoltre, il digiuno promuove l'aumento della produzione di cortisolo, un ormone rilasciato dalle ghiandole surrenali in risposta allo stress. Il cortisolo è noto per le sue proprietà anti-infiammatorie e durante il digiuno, il suo aumento può aiutare a sopprimere l'attività delle citochine pro-infiammatorie e ridurre l'infiammazione generale.

Ricordiamo inoltre, che un altro meccanismo attraverso il quale il digiuno può influenzare l'infiammazione è attraverso il miglioramento della resistenza all'insulina. Durante il digiuno, i livelli di insulina nel sangue diminuiscono. Questa riduzione aiuta a migliorare la sensibilità all'insulina nei tessuti, che è importante perché l'insulina elevata e la resistenza all'insulina sono state associate a stati infiammatori aumentati.

Benefici nella qualità del sonno

Il digiuno intermittente modula una serie di processi fisiologici e biochimici che possono influenzare significativamente la qualità del sonno. La ricerca suggerisce che queste modifiche possono variare ampiamente tra gli individui, con alcuni che sperimentano miglioramenti nel sonno, mentre altri possono incontrare difficoltà transitorie.

Uno degli aspetti centrali di come il digiuno intermittente influisce sul sonno è la regolazione ormonale. Il cortisolo, noto come l'ormone dello stress, segue un ritmo circadiano, con picchi al mattino per promuovere la veglia e una diminuzione serale che aiuta a preparare il corpo al sonno. Il digiuno può alterare i livelli di cortisolo, potenzialmente disturbando il normale ritmo circadiano e influenzando negativamente la qualità del sonno, almeno inizialmente. Tuttavia, una volta che il corpo si adatta, i livelli di cortisolo possono stabilizzarsi, contribuendo a una regolare transizione verso il sonno.

La melatonina, un altro ormone criticamente coinvolto nella regolazione del sonno, può essere influenzata dalla disponibilità di nutrienti. Durante il digiuno, in particolare se praticato nelle ore serali, può verificarsi un incremento anticipato della produzione di melatonina, che può avanzare l'orario del sonno. Questo cambiamento è spesso visto come benefico, specialmente per coloro che hanno difficoltà ad addormentarsi.

Dal punto di vista metabolico, il digiuno induce il corpo a passare dalla glucolisi, che utilizza il glucosio come principale fonte di energia, a un metabolismo basato sulla lipolisi e la chetogenesi, dove i grassi sono scomposti per produrre energia. Questa transizione può avere effetti diretti sulla neurochimica del cervello, dato che i corpi chetonici prodotti durante la chetogenesi sono utilizzati in modo diverso rispetto al glucosio. Alcune ricerche indicano che questo può portare a un sonno più profondo e più riposante, sebbene le risposte individuali possano variare notevolmente.

Il digiuno intermittente, potendo esercitare effetti anti-infiammatori, riduce i livelli di citochine pro-infiammatorie e aumentando quelle anti-infiammatorie. Questo riduce l'infiammazione sistemica, che è spesso associata a disturbi del sonno. La diminuzione dell'infiammazione può quindi migliorare la qualità del sonno riducendo il disagio fisico e stabilizzando i processi biologici che interferiscono con il riposo notturno.

Effetti del Digiuno Intermittente sul Sistema Riproduttivo

Il digiuno intermittente (IF) è una pratica che ha guadagnato popolarità per i suoi benefici sulla salute, inclusi quelli relativi alla funzione riproduttiva in uomini e donne. Approfondiremo come il digiuno intermittente può influenzare specificamente il sistema riproduttivo, esaminando le basi fisiologiche e biochimiche dei suoi effetti.

Effetti del Digiuno Intermittente sul Sistema Riproduttivo Maschile

1. Miglioramento della Qualità del Seme Il digiuno intermittente può esercitare effetti positivi sulla qualità del seme, includendo la motilità, il volume, la concentrazione e la morfologia degli spermatozoi. Questi miglioramenti sono spesso mediati attraverso la riduzione dello stress ossidativo, un fattore noto per danneggiare gli spermatozoi e comprometterne la funzionalità. Durante il digiuno, il corpo attiva vie metaboliche che aumentano la produzione di molecole antiossidanti endogene come il glutatione e gli enzimi quali superossido dismutasi e catalasi. Questi antiossidanti neutralizzano i radicali liberi e proteggono gli spermatozoi dai danni ossidativi, migliorando così la loro qualità complessiva.

2. Regolazione Ormonale Il digiuno può influenzare la produzione e la regolazione del testosterone, l'ormone sessuale primario negli uomini. Il testosterone è critico non solo per la libido e la caratterizzazione sessuale maschile, ma anche per la produzione di sperma. Durante il digiuno, si verifica una riduzione dell'infiammazione e miglioramento della sensibilità all'insulina, entrambi associati a una maggiore produzione di testosterone. Inoltre, la perdita di tessuto adiposo riduce l'attività dell'aromatasi, un enzima che converte il testosterone in estrogeni, mantenendo così più testosterone disponibile per le funzioni corporee.

3. Salute Prostatica Il digiuno intermittente può ridurre il rischio di sviluppare iperplasia prostatica benigna e, potenzialmente, il cancro alla prostata. Questi benefici sono legati alla regolazione di fattori di crescita come l'IGF-1 e i fattori infiammatori, entrambi implicati nella patogenesi delle malattie prostatiche. Il digiuno aiuta a moderare i livelli di IGF-1 e altre molecole infiammatorie, potenzialmente riducendo la proliferazione cellulare anormale nella prostata.

Effetti del Digiuno Intermittente sul Sistema Riproduttivo Femminile

1. Sindrome dell'Ovaio Policistico (PCOS) Il digiuno intermittente può offrire benefici significativi per le donne affette da PCOS, una condizione caratterizzata da resistenza all'insulina e disordini ormonali. Il digiuno aiuta a migliorare la sensibilità all'insulina, riducendo così uno dei fattori chiave della PCOS. Questo miglioramento può contribuire a normalizzare i livelli ormonali, inclusi quelli degli androgeni, e può aiutare a regolare il ciclo mestruale, migliorando la fertilità.

2. Fertilità Femminile Il digiuno intermittente può migliorare la fertilità attraverso diversi meccanismi, incluso il controllo del peso e la riduzione dell'infiammazione. La perdita di peso in donne in sovrappeso o obese può ridurre il rischio di anovulazione (la condizione in cui non avviene il rilascio di un ovulo durante il normale ciclo mestruale di una donna. Questa può essere causata da diversi fattori, tra cui squilibri ormonali, sindromi come la sindrome dell'ovaio policistico, stress, eccessivo esercizio fisico, sottopeso o sovrappeso, tra gli altri) e migliorare la risposta all'ovulazione. Inoltre, la riduzione dei livelli di citochine pro-infiammatorie e l'incremento di quelle anti-infiammatorie possono creare un ambiente sistemico più favorevole alla concezione.

3. Menopausa e Salute Ovarica Per le donne in menopausa o vicino a essa, il digiuno intermittente può migliorare la gestione dei sintomi menopausali e contribuire alla salute generale delle ovaie. Riducendo l'infiammazione e migliorando il metabolismo, il digiuno può aiutare a gestire il guadagno di peso e altri sintomi associati alla menopausa.

Considerazioni Generali

Nonostante i numerosi potenziali benefici, il digiuno intermittente non è privo di rischi o considerazioni. Le donne incinte o in allattamento, per esempio, dovrebbero evitare pratiche di digiuno restrittivo, dato che possono compromettere l'apporto nutrizionale necessario per la salute del bambino e della madre. Inoltre, sia uomini che donne dovrebbero consultare un professionista sanitario prima di iniziare qualsiasi regime di digiuno intermittente, specialmente se esistono condizioni preesistenti o trattamenti medici in corso.

Salute Mentale e Digiuno Intermittente

Il digiuno intermittente è un approccio nutrizionale che alterna periodi di assunzione alimentare con periodi di digiuno. Oltre agli effetti sul corpo fisico, ha implicazioni significative per la salute mentale e cerebrale. Studi scientifici hanno evidenziato una serie di potenziali benefici per il cervello, inclusi miglioramenti nelle funzioni cognitive e una minore incidenza di malattie neurodegenerative.

Un aspetto cruciale del digiuno intermittente è l'induzione dell'autofagia, un meccanismo di detossificazione cellulare che degrada e ricicla componenti cellulari danneggiati o superflui. Questo processo è fondamentale per il mantenimento della salute neuronale e può svolgere un ruolo importante nella prevenzione di patologie come l'Alzheimer e il Parkinson. Durante il digiuno, si assiste ad un incremento dell'autofagia nel cervello, il che promuove la rigenerazione cellulare e potenzia la funzione neuronale.

Il digiuno intermittente contribuisce anche alla riduzione dell'infiammazione sistemica, che è nota per avere un impatto negativo sulla funzione cerebrale. È stato osservato che la limitazione calorica può abbassare i livelli di biomarcatori pro-infiammatori, beneficiando la cognizione e diminuendo il rischio di disturbi neurologici.

Un altro effetto positivo di questa pratica è l'aumento della produzione di fattori neurotrofici come il BDNF (Brain-Derived Neurotrophy Factor), che sostiene la crescita e la sopravvivenza dei neuroni. Elevati livelli di BDNF sono collegati a un miglioramento della plasticità sinaptica e delle capacità di apprendimento, e offrono protezione contro l'atrofia cerebrale legata all'età o, a malattie neurodegenerative.

Dal punto di vista cognitivo, numerose persone sono state pubblicate per sperimentare una maggiore chiarezza mentale e concentrazione durante e dopo i periodi di digiuno. Questo può essere dovuto a un incremento dell'efficienza metabolica e a un aumento dei corpi chetonici nel cervello. I corpi chetonici, generati dalla metabolizzazione dei grassi in assenza di glucosio, rappresentano una fonte energetica altamente efficiente per il cervello e possono favorire le funzioni cognitive.

Nonostante i numerosi benefici, è fondamentale che chi pratica il digiuno intermittente rimanga in ascolto del proprio corpo e attento a eventuali segnali che potrebbero indicare la necessità di modificare o interrompere il regime. È possibile che alcuni individui sperimentino effetti collaterali come affaticamento o difficoltà di concentrazione nelle prime fasi, mentre il corpo si adatta.

Tengo sempre a ricordare che per sfruttare al meglio i benefici del digiuno intermittente, è consigliabile adottare un approccio bilanciato, che comprende un'alimentazione ricca di nutrienti durante le finestre temporali dedicate ai pasti e un monitoraggio costante delle reazioni del corpo. La chiave sta nel mantenere una routine che promuove la salute fisica e mentale, assicurando che il digiuno intermittente resti un metodo sostenibile per migliorare il benessere complessivo e la longevità.

Il digiuno intermittente non solo offre benefici alla salute fisica e mentale, ma ha anche un impatto significativo sullo stress e l'ansia. Approfondire come questa pratica influisce sulla gestione dello stress e sulle condizioni di ansia può aiutare a capire meglio i suoi effetti complessivi sulla salute mentale.

Il legame tra il digiuno intermittente e la riduzione dello stress e dell'ansia inizia con la sua capacità di moderare i livelli di cortisolo, l'ormone dello stress. Durante il digiuno, il corpo può sperimentare una riduzione iniziale dei livelli di cortisolo, contribuendo a un senso di calma e benessere. Tuttavia, è essenziale monitorare queste variazioni perché un digiuno prolungato o mal gestito potrebbe portare a un effetto opposto, con un aumento del cortisolo che può causare ansia e stress.

Il digiuno intermittente migliora anche la resistenza allo stress a livello cellulare attraverso meccanismi come l'autofagia, che è stata discussa in precedenza. Questo processo non solo contribuisce alla longevità cellulare e alla prevenzione di malattie, ma aiuta anche le cellule a rispondere meglio allo stress ossidativo e infiammatorio, comuni quando si affrontano condizioni di stress psicologico e fisico.

Inoltre, può influenzare positivamente la neurochimica del cervello, modulando i livelli di neurotrasmettitori come il serotonin e il GABA, che sono strettamente legati alla regolazione dell'umore e alla ansia. Il digiuno può aumentare la produzione di questi neurotrasmettitori, migliorando l'umore e riducendo l'ansia, promuovendo una maggiore resilienza allo stress mentale.

Un aspetto importante da considerare è l'impatto del digiuno sulla qualità del sonno, un fattore importante nella gestione dello stress e dell'ansia. Il digiuno può influenzare i ritmi circadiani, che a loro volta influenzano il sonno. Una buona gestione del digiuno dovrebbe includere la pianificazione degli orari dei pasti in modo che non disturbino il ciclo naturale del sonno. Un sonno adeguato e riposante è vitale per la regolazione dell'umore e può aiutare a mitigare l'ansia.

Nonostante i benefici, è importante per chi pratica il digiuno intermittente riconoscere quando la pratica potrebbe effettivamente essere controproducente per la salute mentale. Per esempio, se il digiuno causa un aumento dell'ansia o disturba significativamente il sonno, potrebbe essere necessario rivedere il proprio schema di digiuno o consultare un professionista.

Adottare approcci integrativi come la meditazione, esercizi di respirazione e tecniche di rilassamento può arricchire i benefici del digiuno intermittente nel ridurre lo stress e l'ansia. Questi strumenti possono aiutare a creare un ambiente più controllato e tranquillo, migliorando l'efficacia del digiuno come metodo di riduzione dello stress.

Il successo nel combinare il digiuno intermittente con una gestione efficace dello stress e dell'ansia si basa su un approccio ben equilibrato che considera sia i benefici fisici sia quelli psicologici della pratica. Mantenendo un focus su un'integrazione armoniosa tra corpo e mente, il digiuno intermittente può essere trasformato in uno strumento potente per migliorare la salute mentale e fisica complessiva.

Questa pratica può avere effetti significativi sulla chiarezza mentale e sulla concentrazione, migliorando le funzioni cognitive e la capacità di focalizzazione. Questi benefici sono legati non solo alla modulazione dei livelli di energia corporea e alla riduzione dell'infiammazione, ma anche all'effetto diretto che il digiuno ha sui processi biochimici del cervello.

La chiarezza mentale durante il digiuno può essere attribuita a diversi fattori. Uno dei più noti è l'aumento della produzione di corpi chetonici che si verifica quando il corpo inizia a bruciare grassi per energia, in assenza di apporti recenti di glucosio. I corpi chetonici, in particolare il beta-idrossibutirrato, sono stati dimostrati avere proprietà neuroprotettive e possono migliorare la funzione cognitiva. Quando il cervello utilizza i chetoni come fonte di energia, molti riferiscono una maggiore capacità di concentrazione e una riduzione del "brain fog", ovvero quella sensazione di confusione o mancanza di chiarezza mentale.

Inoltre, il digiuno intermittente stimola l'aumento dei livelli di fattore neurotrofico derivato dal cervello (BDNF), una proteina che gioca un ruolo cruciale nella crescita e nella differenziazione dei neuroni e nella sinaptogenesi. Il BDNF non solo aiuta a proteggere i neuroni esistenti, ma promuove anche la formazione di nuovi circuiti neuronali e migliora la plasticità cerebrale, che è fondamentale per l'apprendimento e la memoria.

Il digiuno può ridurre l'infiammazione sistemica, compresa quella cerebrale, che spesso è associata a stati di confusione mentale e a diminuzioni delle performance cognitive. Ridurre l'infiammazione può dunque contribuire a un ambiente cerebrale più sano e più capace di funzionare efficacemente.

Nonostante i benefici, il digiuno richiede un approccio bilanciato per garantire che i vantaggi cognitivi non vengano oscurati da una nutrizione inadeguata o da stress fisico eccessivo. È essenziale che i pasti consumati durante le finestre di alimentazione siano ricchi di nutrienti essenziali per supportare la funzione cerebrale, come acidi grassi omega-3, antiossidanti, minerali e vitamine. Una dieta povera può contraddire gli effetti positivi del digiuno sul cervello, portando a deficit nutrizionali che possono impattare negativamente sulla salute mentale.

Un'altra considerazione importante è la gestione dello stress fisico e emotivo durante il digiuno. Pratiche come la meditazione, lo yoga e tecniche di respirazione possono non solo migliorare la risposta al digiuno, ma anche amplificare i benefici cognitivi attraverso la riduzione dello stress e l'incremento del benessere emotivo.

Incorporando questi elementi in un regime di digiuno ben pianificato, è possibile ottimizzare sia la salute fisica sia quella mentale. L'equilibrio tra nutrizione adeguata, gestione dello stress e attività fisica è essenziale per sfruttare al meglio le potenzialità del digiuno intermittente nel migliorare la concentrazione, la chiarezza mentale e, in generale, le capacità cognitive. Questa integrazione olistica delle pratiche supporta non solo il benessere fisico ma anche quello psicologico, promuovendo un'esperienza di digiuno arricchente e sostenibile.

Il digiuno intermittente, oltre a influenzare la salute fisica e mentale, offre un'opportunità unica di integrare pratiche meditative che potenziano il benessere psicologico. La combinazione di digiuno e meditazione può portare a un aumento della consapevolezza e una migliore gestione dello stress, arricchendo l'esperienza di digiuno con un profondo senso di tranquillità mentale.

Integrare la meditazione nel regime di digiuno intermittente può semplificare l'adattamento del corpo e della mente ai periodi senza cibo. La meditazione contribuisce a stabilizzare l'umore e migliora la resistenza mentale, rendendo più gestibili le sfide associate al digiuno, come la fame temporanea e le fluttuazioni del livello energetico. Pratiche meditative regolari possono aiutare a ridurre l'ansia, diminuire lo stress e migliorare la qualità del sonno, tutti fattori che possono essere influenzati dai cambiamenti nei ritmi alimentari e nei cicli di digiuno.

Uno dei principali benefici della meditazione durante il digiuno è la sua capacità di potenziare la neuroplasticità, ovvero la capacità del cervello di adattarsi e modificarsi in risposta a nuove esperienze. La meditazione incrementa la produzione di fattori neurotrofici, come il BDNF, che favorisce la crescita e la sopravvivenza dei neuroni. Questo supporto al sistema nervoso non solo migliora la funzione cognitiva durante il digiuno, ma può anche offrire protezione contro il declino cognitivo a lungo termine.

Inoltre, la meditazione può ottimizzare la risposta del corpo al digiuno riducendo l'infiammazione sistemica. Diverse ricerche hanno evidenziato come la pratica meditativa riduca i marker infiammatori, il che è particolarmente vantaggioso durante il digiuno, quando il corpo è già impegnato in un profondo lavoro di detossificazione e rigenerazione cellulare.

L'approccio meditativo può anche influenzare positivamente la percezione del dolore e del disagio, compresi quelli fisici che possono accompagnare i primi stadi del digiuno, come i mal di testa o i crampi muscolari. Attraverso la meditazione, si impara a osservare queste sensazioni senza giudizio e con distacco, riducendo l'impatto emotivo e aumentando la tolleranza al disagio.

Per implementare efficacemente la meditazione nel digiuno intermittente, è utile stabilire una routine quotidiana. Dedicare specifici momenti della giornata alla pratica meditativa, specialmente durante i periodi di digiuno, può creare un rituale che aiuta a mantenere la calma e la focalizzazione. Questa routine non solo facilita la transizione tra le fasi di digiuno e alimentazione, ma rinforza anche l'autocontrollo e la disciplina, elementi chiave per il successo a lungo termine di qualsiasi regime di digiuno.

Questa integrazione di digiuno e meditazione, quindi, non soltanto sostiene la salute fisica ma arricchisce anche il benessere mentale ed emotivo, offrendo una strada per un equilibrio olistico e una maggiore armonia interiore. La pratica continua di queste discipline può trasformare l'esperienza del digiuno da una semplice restrizione alimentare a un cammino di crescita personale e di consapevolezza.

Le storie di chi ha migliorato la propria salute mentale attraverso il digiuno intermittente sono numerose e variegate, riflettendo l'ampio spettro di benefici che questa pratica può offrire al benessere psicologico. Esaminare queste esperienze può fornire ispirazione e insight pratici su come il digiuno intermittente possa essere impiegato non solo come uno strumento per la gestione del peso o la salute fisica, ma anche come un mezzo per arricchire la salute mentale.

Il digiuno intermittente può influire positivamente sulla salute mentale in modi sorprendentemente diversi. Per molti, la pratica porta a una maggiore chiarezza mentale e una ridotta nebbia cerebrale, migliorando la concentrazione e l'efficienza nel lavoro e nello studio. Questi miglioramenti possono derivare dall'aumentata produzione di corpi chetonici durante il digiuno, che forniscono una fonte di energia efficiente per il cervello. Altri riportano una sensazione di maggiore energia e vitalità che influisce positivamente sul loro umore e sulla loro prospettiva generale.

Oltre agli aspetti biochimici, il digiuno intermittente può migliorare la salute mentale attraverso il rafforzamento della disciplina personale e dell'autocontrollo. Imparare a gestire consapevolmente la fame e ad aderire a un programma di digiuno aiuta a sviluppare una maggiore resilienza psicologica, che può essere trasferita ad altre aree della vita. Questa disciplina può portare a un senso di realizzazione personale e migliorare l'autostima, fattori che sono spesso correlati con la riduzione dei sintomi depressivi e ansiosi.

Superare le sfide iniziali e osservare miglioramenti tangibili nella salute fisica può avere un impatto positivo sull'immagine di sé e sulla fiducia, riducendo i sentimenti di impotenza e depressione. Per molte persone, questo rafforza la convinzione nelle proprie capacità di gestire sfide future, sia fisiche che mentali.

L'integrazione di pratiche come la meditazione e l'attenzione plena (mindfulness) nel regime di digiuno può amplificare ulteriormente i benefici sulla salute mentale. Queste pratiche aiutano a sviluppare una maggiore consapevolezza delle proprie condizioni fisiche e mentali, migliorando la capacità di gestire stress e ansia. La meditazione, in particolare, può aiutare a stabilizzare l'umore e a promuovere un senso di pace interiore, elementi che sono fondamentali per una buona salute mentale.

Le storie di coloro che hanno integrato con successo il digiuno intermittente nella loro vita spesso sottolineano l'importanza di un approccio olistico alla salute. Considerare la salute mentale e fisica come interconnesse e supportarsi a vicenda può portare a una visione più completa e sostenibile del benessere.

Attraverso queste narrazioni, diventa chiaro che il digiuno intermittente non è solo una questione di quando e cosa mangiamo, ma anche di come ci approcciamo alla nostra salute complessiva e al benessere. Questi racconti personali non solo ispirano, ma offrono anche una guida pratica su come il digiuno intermittente possa essere adattato per arricchire la vita di un individuo, enfatizzando la salute mentale come componente di questa trasformazione.

I Vari Protocolli di Digiuno Intermittente

Esistono diverse tecniche di digiuno intermittente, ognuna con specifici schemi di tempo e potenziali benefici per la salute. Ecco una panoramica delle tecniche più comuni:

1. Metodo 16/8

Tecnica: Si digiuna per 16 ore consecutive e si mangia durante un intervallo di 8 ore. **Benefici:** Migliora la regolazione della glicemia, aiuta nella perdita di peso, potenzia la salute del cervello e aumenta l'efficienza metabolica.

Il metodo 16/8 di digiuno intermittente è una delle tecniche più popolari e ampiamente adottate per praticare il digiuno in modo più sostenibile. Il suo principio è relativamente semplice e consiste nel limitare l'assunzione di cibo a un intervallo di 8 ore al giorno, seguito da un digiuno di 16 ore. Tipicamente, chi segue il metodo 16/8 sceglie un'ora di inizio e di fine per il periodo di alimentazione. Ad esempio, una persona potrebbe decidere di mangiare tra le 12:00 e le 20:00 ogni giorno. Durante queste ore, è permesso consumare pasti e spuntini normalmente, senza restrizioni specifiche sul tipo o sulla quantità di cibo, anche se per massimizzare i benefici per la salute si raccomanda di seguire una dieta equilibrata e nutritiva.

Una volta terminato il periodo di alimentazione alle 20:00, inizia il digiuno, che dura fino alle 12:00 del giorno successivo. Durante le ore di digiuno, è importante evitare l'assunzione di qualsiasi cibo. È permesso bere acqua, tè e caffè senza zucchero o altri additivi calorici, che possono aiutare a gestire la fame e mantenere l'idratazione.

Uno dei principali vantaggi del metodo 16/8 è la sua semplicità e facilità di integrazione nella vita quotidiana, il che lo rende sostenibile a lungo termine per molte persone. I benefici associati a questo schema di digiuno includono la perdita di peso e la gestione del grasso corporeo. Riducendo l'intervallo di tempo durante il quale è permesso mangiare, molte persone riducono naturalmente il loro apporto calorico totale, il che può portare a una perdita di peso. Inoltre, il digiuno prolungato incrementa la lipolisi, il processo attraverso il quale il corpo degrada i lipidi, aumentando così la combustione dei grassi.

2. Metodo 14/10

Tecnica: Simile al 16/8, questo schema prevede 14 ore di digiuno e un intervallo di alimentazione di 10 ore. **Benefici:** Meno intenso del 16/8, adatto per chi sta iniziando con il digiuno intermittente; offre benefici simili al 16/8 ma è più gestibile.

Il metodo 14/10 di digiuno intermittente è una versione moderatamente più accessibile del più rigido 16/8, adatto per chi si avvicina per la prima volta al digiuno intermittente o per coloro che trovano difficile sostenere digiuni più lunghi. In questo schema, l'assunzione di cibo è consentita per un periodo di 10 ore al giorno, mentre le rimanenti 14 ore sono dedicate al digiuno.

Nella pratica, chi segue il metodo 14/10 potrebbe scegliere di consumare i pasti tra, ad esempio, le 8:00 e le 18:00. Questo permette di includere colazione, pranzo e cena entro la finestra di alimentazione, rendendo questo regime meno restrittivo e più facilmente adattabile a un normale ritmo di vita quotidiano. Durante le ore di digiuno, che includono la maggior parte della serata e la notte fino al mattino successivo, è importante evitare l'ingestione di cibi solidi. È permesso, tuttavia, consumare bevande non caloriche come acqua, tè e caffè senza zucchero, che possono aiutare a gestire eventuali sensazioni di fame e a mantenere idratazione.

I benefici del metodo 14/10 sono simili a quelli di regimi di digiuno più intensi, ma possono manifestarsi in una forma meno intensa data la finestra di digiuno più breve. Tra questi vantaggi vi è la potenziale perdita di peso, dovuta principalmente alla riduzione dell'apporto calorico complessivo. Dato che il periodo di non alimentazione include le ore notturne, il corpo può sfruttare questo tempo per processare efficacemente i nutrienti assunti durante il giorno, favorire processi di riparazione cellulare e gestire meglio i livelli di zucchero nel sangue.

3. Eat-Stop-Eat (Mangia-Ferma-Mangia)

Tecnica: Si pratica un digiuno completo di 24 ore, una o due volte alla settimana. **Benefici:** Contribuisce significativamente alla riduzione delle calorie settimanali, migliora la resistenza all'insulina e stimola la perdita di peso.

Il metodo Eat-Stop-Eat, noto anche come "Mangia-Ferma-Mangia", è una forma di digiuno intermittente che prevede un digiuno completo di 24 ore, una o due volte alla settimana. A differenza degli approcci che riducono le finestre di alimentazione quotidiana, Eat-Stop-Eat richiede di non mangiare nulla da un pasto designato fino allo stesso pasto il giorno successivo, completando così un ciclo di 24 ore senza cibo.

Chi pratica Eat-Stop-Eat può, ad esempio, cenare alle 19:00 e poi non mangiare fino alle 19:00 del giorno seguente. Durante le 24 ore di digiuno, è consentito bere liquidi non calorici come acqua, tè e caffè nero. Questi aiutano a mantenere l'idratazione e possono contribuire a sopprimere la fame temporaneamente.

Uno dei principali vantaggi di questo metodo è la sua semplicità: non richiede di contare le calorie o di modificare drasticamente il contenuto dei pasti nei giorni di non digiuno. Inoltre, limitando il digiuno a uno o due giorni alla settimana, offre un equilibrio tra i benefici del digiuno prolungato e la flessibilità di una dieta normale nella maggior parte dei giorni.

I benefici per la salute derivanti dall'approccio Eat-Stop-Eat sono numerosi. Tra questi, la perdita di peso è uno dei più evidenti. Digiunando completamente per 24 ore, il corpo è costretto ad attingere alle sue riserve di energia, come il grasso immagazzinato, il che può portare a una riduzione significativa del peso corporeo e della massa grassa nel tempo. Anche in questo protocollo, il digiuno prolungato può migliorare la regolazione degli ormoni legati al metabolismo, come l'insulina. Diminuendo i livelli di insulina durante il digiuno, il corpo migliora la sensibilità all'insulina, riducendo il rischio di diabete di tipo 2.

Un altro beneficio importante è la promozione dell'autofagia, come abbiamo già precedentemente visto, è il processo di pulizia cellulare che decompone e rimuove le proteine e i componenti cellulari danneggiati. Questo processo è vitale per mantenere la salute cellulare e può proteggere contro malattie legate all'età e al declino neurologico.

Oltre agli aspetti fisici, il digiuno di 24 ore può anche avere effetti positivi sul benessere mentale, aumentando la chiarezza mentale e la concentrazione. Questi miglioramenti cognitivi sono spesso riportati da coloro che regolarmente incorporano periodi di digiuno nella loro routine.

Tuttavia, Eat-Stop-Eat non è adatto a tutti. Alcune persone possono trovare sfidante completare un digiuno di 24 ore, specialmente all'inizio. Gli effetti collaterali possono includere affaticamento, irritabilità, mal di testa e difficoltà di concentrazione. È importante valutare la propria capacità di sostenere digiuni così lunghi e considerare eventuali condizioni mediche preesistenti. È raccomandato parlare con un professionista della salute prima di iniziare, per assicurarsi che il digiuno non interferisca con la salute esistente o con l'assunzione di farmaci.

4. Dieta del Guerriero

Tecnica: Digiuno per 20 ore seguito da un singolo grande pasto serale nell'arco di 4 ore. **Benefici:** Profonda sensazione di sazietà, miglioramento della composizione corporea e potenziali benefici per la salute mentale.

La dieta del guerriero è un regime di digiuno intermittente che si ispira agli stili alimentari dei guerrieri antichi, i quali consumavano pochissimo cibo durante il giorno e poi si cibavano abbondantemente alla sera. Questa dieta è stata popolarizzata da Ori Hofmekler all'inizio degli anni 2000 e combina elementi di digiuno e alimentazione ad alto contenuto calorico in una finestra di tempo molto ristretta.

In pratica, la dieta del guerriero consiste in 20 ore di digiuno o di alimentazione molto leggera durante il giorno, seguite da un singolo grande pasto serale che si consuma in un arco di 4 ore. Durante le 20 ore di digiuno, i sostenitori di questa dieta possono consumare piccole quantità di alimenti a basso contenuto calorico come frutta e verdura cruda. Tuttavia, l'obiettivo è mantenere l'apporto calorico molto basso fino al pasto principale.

Il pasto serale nella dieta del guerriero può essere molto abbondante e deve includere una varietà di nutrienti: proteine, grassi e carboidrati. Hofmekler suggerisce di iniziare il pasto con verdure cotte o crude per stimolare la digestione, seguite da proteine e grassi, e infine da carboidrati. L'idea è di mangiare fino a sentirsi sazi, concentrando l'assunzione calorica prevalentemente in questo unico grande pasto.

I benefici di questa dieta includono la perdita di peso, poiché il lungo periodo di digiuno contribuisce a ridurre il consumo totale di calorie. Inoltre, la dieta del guerriero può migliorare la regolazione dell'insulina e ridurre l'infiammazione, grazie alla limitazione dell'apporto calorico durante la maggior parte del giorno. Questo schema alimentare può anche stimolare l'autofagia, il processo cellulare di pulizia che rimuove le proteine danneggiate e altri componenti cellulari non funzionanti, potenzialmente contribuendo al miglioramento della salute a lungo termine e alla prevenzione delle malattie legate all'età.

Tuttavia, la dieta del guerriero non è esente da sfide. Il lungo periodo di digiuno può essere difficile da gestire, soprattutto per chi è abituato a mangiare frequentemente durante il giorno. Può anche essere complicato bilanciare l'assunzione di tutti i nutrienti necessari in un unico pasto, soprattutto se si è abituati a una dieta più bilanciata distribuita su più pasti al giorno.

5. Digiuno a giorni alterni

Tecnica: Alternanza tra giorni di consumo normale di cibo e giorni di digiuno completo o di assunzione molto limitata di calorie (circa 500 calorie). **Benefici:** Effetti significativi sulla perdita di peso e sulla salute cardiovascolare, oltre a miglioramenti nella regolazione del glucosio nel sangue.

Il digiuno a giorni alterni è un approccio al digiuno intermittente che coinvolge una alternanza tra giorni di alimentazione normale e giorni di digiuno completo o parziale. In questo schema, i giorni in cui si consumano alimenti non hanno restrizioni caloriche particolari, mentre nei giorni di digiuno, il consumo calorico è estremamente ridotto o assente.

Esistono diverse varianti del digiuno a giorni alterni. Alcuni seguaci scelgono di non assumere alcun alimento nei giorni di digiuno, mentre altri limitano l'assunzione di calorie a una quantità minima, spesso tra le 500 e le 600 calorie. Questo permette una certa flessibilità in base alle esigenze individuali e agli obiettivi di salute.

Il digiuno a giorni alterni è efficace per ridurre il peso corporeo perché, su base settimanale, riduce il totale delle calorie ingerite. Questa restrizione calorica significativa può migliorare vari parametri metabolici, inclusa la riduzione dei livelli di glucosio nel sangue e una migliore regolazione dell'insulina, fattori che sono collegati a un minor rischio di sviluppare diabete tipo 2.

Dal punto di vista cardiometabolico, il digiuno a giorni alterni può ridurre i livelli di colesterolo LDL e trigliceridi, migliorando la salute cardiovascolare. Inoltre, riduce l'infiammazione sistemica, un fattore chiave nelle malattie croniche come le patologie cardiovascolari e il cancro.

Anche qui avviene il processo di autofagia.

6. Metodo 5:2

Tecnica: Consumo normale di cibo per 5 giorni della settimana, con 2 giorni non consecutivi di digiuno o restrizione calorica severa (circa 500-600 calorie). **Benefici:** Facilita la perdita di peso, migliora i livelli di insulina e colesterolo e riduce l'infiammazione.

Il metodo 5:2 di digiuno intermittente è un approccio flessibile che coinvolge cinque giorni di alimentazione normale e due giorni di restrizione calorica significativa ogni settimana. Durante i cinque giorni di alimentazione normale, non ci sono restrizioni specifiche sul tipo o sulla quantità di cibo da consumare, mentre nei due giorni di digiuno, l'apporto calorico viene drasticamente ridotto a circa 500-600 calorie per giorno. Questi due giorni di restrizione calorica non devono essere consecutivi, offrendo così maggiore flessibilità rispetto ad altri metodi di digiuno intermittente.

Questa forma di digiuno è particolarmente apprezzata per la sua semplicità e la sua sostenibilità nel lungo termine, permettendo agli individui di mantenere una vita sociale e lavorativa senza grandi interruzioni. Inoltre, il metodo 5:2 può essere adattato in base alle esigenze individuali, rendendolo una scelta popolare per molti che cercano di perdere peso senza seguire una dieta restrittiva tutti i giorni della settimana. Anche questo approccio riporta tutti i benefici di quelli analizzati precedentemente.

Arrivando alla conclusione che ogni protocollo risulterà efficace, bisognerà solo adattarlo alle proprie preferenze e, ai propri bisogni fisici e mentali.

L'Importanza di una nutrizione adeguata

Mentre il digiuno intermittente è un potente strumento per la gestione del peso e il miglioramento della salute metabolica, è essenziale ricordare che i periodi di alimentazione non sono solo pause dal digiuno, ma momenti cruciali per nutrire adeguatamente il corpo. L'importanza di una dieta equilibrata durante questi intervalli è fondamentale; non solo supporta il corpo durante il digiuno, ma garantisce anche che si ottengano i massimi benefici dalla pratica del digiuno stesso. La chiave è comprendere e implementare una strategia alimentare che massimizzi la nutrizione senza compromettere gli obiettivi di salute e di peso.

Una dieta equilibrata durante il digiuno intermittente dovrebbe mirare a fornire una varietà completa di nutrienti essenziali. Questo include un adeguato apporto di proteine, carboidrati complessi, grassi salutari, vitamine, minerali e fibre. Le proteine, fondamentali per la riparazione e la costruzione dei tessuti, possono provenire da fonti sia animali che vegetali come carne magra, pesce, legumi e tofu. I carboidrati complessi, come quelli trovati nella frutta, nella verdura e nei cereali integrali, sono importanti per mantenere i livelli di energia e per la salute intestinale. I grassi sani, presenti in alimenti come l'avocado, i semi, i frutti di mare e gli oli vegetali, sono essenziali per la salute del cuore e per l'assorbimento delle vitamine liposolubili.

È anche vitale includere una varietà di frutta e verdura per garantire un ampio apporto di vitamine, minerali e antiossidanti. Questi nutrienti supportano il sistema immunitario, riducono l'infiammazione e aiutano a combattere i danni causati dai radicali liberi. Inoltre, le fibre presenti in questi alimenti aiutano a regolare la digestione e possono migliorare la risposta glicemica, aspetti particolarmente importanti per chi pratica il digiuno intermittente.

Oltre alla selezione degli alimenti, è importante considerare anche la quantità e il timing dei pasti. Durante i periodi di alimentazione, è essenziale evitare l'overeating, il che può essere facile da fare dopo un periodo di digiuno. Ascoltare i segnali di fame e sazietà del corpo può aiutare a moderare le porzioni e a evitare di mangiare eccessivamente. Distribuire l'assunzione di cibo in pasti bilanciati e spuntini nel corso della finestra di alimentazione può anche aiutare a stabilizzare i livelli di zucchero nel sangue e a mantenere l'energia.

Inoltre, la tempistica dei nutrienti può essere ottimizzata per migliorare gli effetti del digiuno. Ad esempio, consumare carboidrati complessi e proteine dopo un allenamento può aiutare nella riparazione e nella ricostruzione muscolare, mentre includere grassi sani nei pasti può aiutare a prolungare la sensazione di sazietà.

Mentre si considera l'importanza di una dieta equilibrata, il prossimo passo nel percorso del digiuno intermittente è esplorare specifici suggerimenti su macro e micronutrienti nel contesto del digiuno, come bilanciare macronutrienti come proteine, carboidrati e grassi, nonché come assicurarsi che la dieta fornisca i micronutrienti essenziali necessari per ottimizzare la salute durante il digiuno intermittente. Questo aiuterà a garantire che, nonostante le restrizioni caloriche, il corpo riceva tutto ciò di cui ha bisogno per funzionare al meglio, supportando sia il benessere fisico sia quello mentale.

Mentre questa pratica offre una flessibilità considerevole nel modo in cui può essere integrato in diverse routine quotidiane e stili di vita, un'attenzione particolare deve essere data al bilanciamento dei macronutrienti (proteine, carboidrati, e grassi) e al ruolo cruciale dei micronutrienti. Questa attenzione ai dettagli nutritivi non solo supporta i benefici generali del digiuno, ma assicura anche che il corpo funzioni in modo ottimale durante sia i periodi di alimentazione sia di digiuno.

Importanza dei Macronutrienti

Ogni pasto consumato durante le finestre di alimentazione diventa un'opportunità per nutrire il corpo in modo ottimale. Le proteine sono fondamentali per la riparazione e la costruzione dei tessuti, oltre a contribuire a una sensazione di sazietà che può aiutare a gestire l'appetito durante i periodi di digiuno. Fonti di proteine di alta qualità includono carni magre, pesce, uova, legumi, e prodotti lattiero-caseari. È importante variare le fonti proteiche per beneficiare di un ampio spettro di aminoacidi essenziali.

I carboidrati, spesso demonizzati nelle diete moderne, svolgono un ruolo cruciale nel fornire energia, soprattutto per il cervello e durante l'attività fisica intensa. Optare per carboidrati complessi come cereali integrali, legumi, frutta e verdura garantisce una liberazione di energia più graduale, il che è ideale per mantenere i livelli di energia stabili e supportare una digestione sana.

I grassi sani sono altrettanto importanti, contribuendo alla salute cardiovascolare, alla funzionalità cerebrale e all'assorbimento delle vitamine liposolubili. Fonti come l'avocado, i semi, le noci e gli oli vegetali dovrebbero essere inclusi regolarmente nei pasti. Essi non solo aiutano a migliorare la sazietà, ma sono anche vitali per il mantenimento di buone condizioni di salute generale.

Ruolo dei Micronutrienti

I micronutrienti, ovvero vitamine e minerali, sono essenziali per numerose funzioni biologiche e devono essere considerati attentamente in un regime di digiuno intermittente. La carenza di micronutrienti può portare a una varietà di problemi di salute, da alterazioni dell'umore a compromissioni del sistema immunitario e più ancora. Assicurarsi un'adeguata assunzione di ferro, calcio, vitamine D e B, magnesio e zinco è fondamentale. Alimenti come verdure a foglia verde, frutta secca, carne, pesce e cereali integrali sono ricchi di questi elementi vitali.

Integrazione e Bilanciamento

Considerare l'integrazione può essere saggio per alcuni individui, specialmente per coloro che possono avere difficoltà a soddisfare il loro fabbisogno di micronutrienti attraverso la dieta, come nel caso dei vegani, che potrebbero necessitare di integratori di vitamina B12, ferro e omega-3. Tuttavia, l'integrazione deve essere sempre personalizzata e basata sulle esigenze individuali, preferibilmente sotto la guida di un professionista della salute.

Nel contesto del digiuno intermittente, il tempo di assunzione di nutrienti è tanto importante quanto la qualità. Assicurarsi che i pasti siano bilanciati e consumati in momenti che ottimizzano l'assorbimento e l'utilizzo dei nutrienti può fare una grande differenza nell'efficacia del digiuno stesso.

Il passaggio successivo in questo percorso di ottimizzazione nutrizionale nel digiuno intermittente si concentra su come specifici alimenti e il timing dei nutrienti possono essere strategizzati per massimizzare i benefici del digiuno, supportando il mantenimento della massa muscolare, la riduzione del grasso corporeo e migliorando la resistenza all'insulina. Questa profonda attenzione ai dettagli nella pianificazione dei pasti garantisce che il digiuno intermittente sia non solo sostenibile, ma anche profondamente benefico.

La scelta accurata degli alimenti e il timing dei nutrienti sono essenziali per massimizzare i benefici e supportare il corpo nelle sue funzioni fondamentali. Mentre la qualità della dieta è importante, la pianificazione di quando e cosa mangiare può influenzare significativamente l'efficacia del digiuno, ottimizzando l'energia, la composizione corporea e il metabolismo.

La sincronizzazione del consumo di nutrienti con il ciclo circadiano del corpo, ad esempio, può aumentare significativamente l'efficacia del digiuno. Il corpo processa diversamente i nutrienti a seconda dell'ora del giorno; per esempio, il metabolismo dei carboidrati è più efficiente nel primo pomeriggio, mentre la digestione delle proteine è ottimale nel tardo pomeriggio.

Consumare un pasto ricco di carboidrati complessi come cereali integrali, legumi e verdure durante questo periodo può aiutare a ridurre gli sbalzi di zucchero nel sangue e a mantenere i livelli di energia stabili per tutto il giorno. D'altra parte, un apporto maggiore di proteine verso sera può supportare la riparazione e la crescita muscolare durante il riposo notturno.

Inoltre, è importante considerare il timing dei grassi sani, che dovrebbero essere distribuiti uniformemente nei pasti per aiutare a mantenere una sensazione di sazietà e ottimizzare l'assorbimento delle vitamine liposolubili. Questi grassi, trovati in alimenti come avocado, noci e semi, non solo sostengono la funzione cerebrale e riducono l'infiammazione, ma possono anche moderare la risposta insulinica a cibi più ricchi di carboidrati.

Oltre al timing, la qualità del cibo consumato non è da sottovalutare. Alimenti ad alta densità nutrizionale dovrebbero essere la norma. Frutta e verdura ricche di antiossidanti, cereali integrali, proteine magre e grassi sani non solo forniscono l'energia necessaria, ma aiutano anche a combattere l'ossidazione e a promuovere la rigenerazione cellulare durante i periodi di digiuno. Questi alimenti possono aiutare a ridurre i rischi associati a diete restrittive, assicurando che il corpo riceva un ampio spettro di nutrienti essenziali.

La pianificazione dei pasti dovrebbe anche considerare la frequenza e il volume dei pasti. Per alcune persone, pasti più frequenti ma più piccoli durante le finestre di alimentazione possono aiutare a gestire meglio la fame e a stabilizzare i livelli di zucchero nel sangue. Per altri, pochi pasti più sostanziosi possono essere più soddisfacenti e pratici, a seconda dello stile di vita e delle preferenze personali.

La personalizzazione del piano alimentare in base alla tolleranza individuale al digiuno, agli obiettivi di salute e al livello di attività fisica è fondamentale. Una persona che si allena regolarmente potrebbe avere bisogno di più carboidrati o proteine intorno agli allenamenti per ottimizzare il recupero e le prestazioni, mentre qualcuno con un obiettivo di perdita di peso potrebbe concentrarsi su pasti più bassi in calorie ma nutrienti.

Incorporare questi principi nella propria routine non solo migliora i benefici del digiuno intermittente ma supporta anche una salute ottimale a lungo termine. Vedremo insieme come pianificare i pasti durante le finestre di alimentazione per garantire che ogni pasto contribuisca positivamente al benessere complessivo, enfatizzando l'importanza di evitare cibi ultra-processati e di mantenere una dieta pulita e nutriente.

Pianificare accuratamente i pasti durante le finestre di alimentazione nel digiuno intermittente è essenziale per garantire che il corpo riceva i nutrienti necessari per funzionare efficacemente. Questo aspetto è fondamentale non solo per mantenere l'energia e il benessere generale, ma anche per sostenere il metabolismo e facilitare la perdita di peso o il mantenimento del peso desiderato.

La base di una buona pianificazione è la selezione di alimenti integrali e nutrienti. Questi includono verdure, frutta, proteine magre, grassi sani e cereali integrali, che forniscono le vitamine, i minerali, le fibre e altri composti essenziali per la salute. Un pasto tipico potrebbe consistere in una porzione di proteine, come pollo al forno o tofu grigliato, accompagnato da una varietà di verdure colorate e una porzione di carboidrati complessi come riso integrale o patate dolci. Questa combinazione non solo sazia, ma rilascia anche energia gradualmente, aiutando a prevenire i picchi di zucchero nel sangue.

L'adeguamento della quantità di cibo in base all'attività giornaliera è un altro aspetto cruciale. Nei giorni più attivi, aumentare leggermente l'apporto calorico può aiutare a sostenere l'energia necessaria per l'esercizio fisico. Al contrario, nei giorni meno attivi, ridurre l'assunzione calorica può prevenire un eccesso calorico. È anche importante concentrarsi su pasti che sono facilmente digeribili e che non sovraccaricano il sistema digestivo, specialmente vicino all'inizio o alla fine di un periodo di digiuno.

Il timing dei pasti dovrebbe riflettere le esigenze personali e il ritmo circadiano. Ad esempio, consumare un pasto ricco di carboidrati dopo l'attività fisica può aiutare con il recupero muscolare e la ricarica delle riserve di energia, mentre un pasto serale più leggero può facilitare un migliore riposo notturno. Ascoltare i segnali di fame e sazietà del proprio corpo è essenziale per regolare le dimensioni delle porzioni e la frequenza dei pasti in modo che si adattino al meglio alle esigenze individuali.

Ricordiamo che mantenere un diario alimentare può essere utile per tracciare l'efficacia della pianificazione dei pasti. Registrare ciò che si mangia, le quantità, e come ci si sente dopo i pasti può fornire intuizioni preziose su ciò che funziona bene e ciò che potrebbe essere migliorato. Questo tipo di monitoraggio consente di personalizzare ulteriormente la dieta e di ottimizzare i risultati del digiuno intermittente.

Incorporando questi principi, è possibile assicurare che ogni pasto consumato durante le finestre di alimentazione contribuisca positivamente al mantenimento della salute e al raggiungimento degli obiettivi di digiuno. Proseguendo, esploreremo come evitare alimenti ultra-processati e mantenere una dieta pulita, strategie che non solo supportano il digiuno intermittente ma promuovono anche una salute ottimale a lungo termine. Questi elementi insieme creano un approccio alimentare che beneficia il corpo in modo comprensivo e sostenibile.

Mantenere una dieta pulita e evitare alimenti ultra-processati è un principio cardinale nell'implementazione di un regime efficace di digiuno intermittente. Una dieta basata su alimenti minimamente trasformati non solo supporta il benessere generale e la perdita di peso, ma aiuta anche a ottimizzare le fasi di digiuno e alimentazione, garantendo che il corpo riceva i nutrienti di cui ha bisogno per funzionare al meglio.

Alimenti ultra-processati spesso ricchi di zuccheri aggiunti, grassi insalubri e una miriade di additivi chimici possono compromettere seriamente gli obiettivi di salute. Questi alimenti tendono a essere altamente calorici ma poveri di nutrienti essenziali, promuovendo l'infiammazione e contribuendo a una serie di problemi di salute, come malattie cardiache, diabete e obesità. Inoltre, possono alterare i meccanismi di fame e sazietà del corpo, rendendo più difficile aderire ai periodi di digiuno e potenzialmente causando eccessi alimentari durante le finestre di alimentazione.

Per mantenere una dieta pulita, è fondamentale concentrarsi su alimenti integrali. Questi includono:

- **Verdure e frutta**: fonti ricche di fibre, vitamine, minerali e antiossidanti che supportano la digestione, riducono l'infiammazione e migliorano la salute generale.

- **Proteine magre**: come carni bianche, pesce, legumi e tofu, che forniscono gli aminoacidi essenziali necessari per la riparazione dei tessuti e la costruzione muscolare.

- **Grassi salutari**: trovati in alimenti come noci, semi, avocado e oli vegetali di alta qualità, essenziali per la salute cardiovascolare e cerebrale.

- **Cereali integrali**: come quinoa, riso integrale o basmati, farro e avena, che forniscono energia sostenuta e aiutano a mantenere stabili i livelli di zucchero nel sangue.

Incorporare una varietà di questi alimenti nelle finestre di alimentazione non solo assicura un apporto bilanciato di macronutrienti ma aiuta anche a mantenere il corpo sazio e nutrito, facilitando così i periodi di digiuno. Preparare i pasti in casa può giocare un ruolo importante in questo processo, poiché cucinare da sé permette un controllo completo sugli ingredienti utilizzati, riducendo la dipendenza da cibi confezionati e trattati industrialmente.

Un'altra strategia consiste nel pianificare i pasti in anticipo. Questo non solo evita il ricorso a soluzioni alimentari rapide e spesso poco salutari in momenti di grande fame, ma assicura anche che ogni pasto consumato sia nutritivo e allineato con gli obiettivi di salute individuale. La pianificazione dei pasti può includere la preparazione di batch di cibi sani all'inizio della settimana, assicurando che ci sia sempre una scelta salutare facilmente disponibile.

Infine, l'educazione continua sui benefici di una dieta pulita e sulle conseguenze del consumo di cibi ultra-processati può rafforzare l'impegno a lungo termine verso una alimentazione sana. Partecipare a workshop, leggere articoli, o consultare professionisti della nutrizione possono fornire conoscenze aggiuntive e motivazione.

Vedremo inoltre, l'importanza dell'attività fisica in combinazione con il digiuno intermittente, focalizzandosi su come l'esercizio fisico possa essere ottimizzato durante le finestre di alimentazione e digiuno per migliorare ulteriormente la composizione corporea, la funzionalità metabolica e il benessere generale.

Il Ruolo dell'Idratazione e delle Integrazioni

Finalmente arriviamo ad approfondire quest'argomento di fondamentale importanza in tal contesto. L'importanza dell'idratazione durante il digiuno intermittente non può essere sottovalutata, dato che l'acqua svolge un ruolo cruciale in numerosi processi biologici, inclusa la regolazione della temperatura corporea, la detossificazione e il trasporto di nutrienti. Durante il digiuno, l'acqua assume un'importanza ancora maggiore, compensando la mancanza di apporto idrico che normalmente si otterrebbe dagli alimenti e aiutando a mantenere il corpo idratato e funzionale.

Mantenere un'adeguata idratazione è essenziale per facilitare il processo di autofagia, uno dei benefici chiave del digiuno intermittente. L'autofagia, il processo tramite cui le cellule degradano e rimuovono componenti danneggiati o non necessari, richiede un ambiente cellulare idoneo che solo una buona idratazione può garantire. Senza sufficiente acqua, le cellule non possono effettuare efficacemente questo processo di pulizia, potenzialmente riducendo gli effetti benefici del digiuno sul rinnovamento cellulare e sulla longevità.

L'acqua aiuta anche a gestire e ridurre i sintomi legati al digiuno come mal di testa, stanchezza e irritabilità, che possono manifestarsi a causa di disidratazione. Durante il digiuno, il corpo può tendere a utilizzare le riserve di glicogeno presenti nel fegato, processo che rilascia acqua. Questo può aumentare temporaneamente la quantità di acqua eliminata dal corpo, accentuando l'importanza di reintegrare i liquidi persi per evitare la disidratazione.

Inoltre, un adeguato apporto di acqua è fondamentale per il mantenimento delle funzioni renali durante il digiuno. I reni sono responsabili della filtrazione dei rifiuti dal sangue e della regolazione della composizione dei fluidi corporei. La disidratazione può causare un aumento dello stress renale e, in alcuni casi, portare a problemi più gravi come la formazione di calcoli o altri disturbi renali.

Oltre all'acqua, durante il digiuno, è importante considerare l'assunzione di elettroliti, come sodio, potassio e magnesio, che possono essere persi in quantità maggiori quando si limita l'apporto calorico. Gli elettroliti sono essenziali per molte funzioni vitali, inclusa la regolazione del bilancio idrico e il funzionamento muscolare e nervoso. Integrare elettroliti in modo appropriato, specialmente in digiuni prolungati, può aiutare a prevenire squilibri che potrebbero causare crampi muscolari, confusione o, in casi gravi, condizioni come l'iponatriemia.

Per garantire una buona idratazione, può essere utile stabilire una routine di consumo di liquidi, distribuendo l'assunzione di acqua uniformemente nel corso della giornata, invece di bere grandi quantità in una sola volta, specialmente vicino ai periodi di riposo o durante la notte. Questo aiuta a mantenere i livelli di idratazione costanti, evitando la sovra-idratazione, che può essere tanto problematica quanto la disidratazione.

In definitiva, l'idratazione è un pilastro fondamentale per chi pratica il digiuno intermittente e per la salute generale. Assicurarsi un adeguato apporto di acqua ed elettroliti non solo supporta i benefici del digiuno, ma aiuta anche a mantenere un corpo sano e attivo, permettendo di affrontare meglio le sfide del digiuno e godere dei suoi numerosi benefici a lungo termine.

Durante il digiuno intermittente, la gestione degli elettroliti è fondamentale per mantenere l'equilibrio idrico e garantire il corretto funzionamento delle funzioni cellulari e neuromuscolari. Gli elettroliti, tra cui sodio, potassio, calcio e magnesio, giocano un ruolo chiave in numerosi processi biologici, inclusa la regolazione della pressione sanguigna, la contrazione muscolare e la trasmissione degli impulsi nervosi.

Quando si digiuna, il corpo utilizza e perde fluidi in maniera diversa rispetto al normale, il che può portare a squilibri elettrolitici se non adeguatamente gestiti. Ad esempio, il sodio e il potassio sono particolarmente importanti per mantenere l'equilibrio dei fluidi e il funzionamento del sistema nervoso. Una carenza di questi elettroliti durante il digiuno può causare sintomi come debolezza muscolare, confusione mentale, crampi, e in casi estremi, problemi cardiaci.

Il sodio è spesso perso attraverso il sudore e la minzione, e la sua carenza può essere comune nei periodi di digiuno prolungato, soprattutto se non si compensa bevendo soluzioni contenenti elettroliti. È essenziale non solo mantenere un adeguato apporto di sodio, ma anche bilanciare questo con altri elettroliti, come il potassio, che collabora con il sodio per supportare le funzioni cellulari e neuromuscolari.

Il potassio, d'altra parte, è cruciale per il corretto funzionamento cardiaco e per la regolazione della pressione sanguigna. Durante il digiuno, mantenere livelli adeguati di potassio è vitale per prevenire l'ipokaliemia, una condizione che può causare affaticamento, debolezza muscolare e disturbi cardiaci. Alimenti ricchi di potassio come spinaci, avocado e banane possono essere consumati durante le finestre di alimentazione per garantire un apporto sufficiente.

Il magnesio, un altro elettrolita importante, supporta oltre 300 reazioni enzimatiche nel corpo, inclusi quelli che regolano la produzione di energia, il controllo della glicemia e la sintesi proteica. Una carenza di magnesio durante il digiuno può portare a irritabilità, nausea, e diminuzione della tolleranza al glucosio. Assicurarsi di includere fonti di magnesio come noci, semi e foglie verdi durante le fasi di alimentazione può aiutare a prevenire questi problemi.

Per evitare complicazioni legate agli squilibri elettrolitici, è consigliabile consultare un professionista sanitario prima di iniziare un programma di digiuno, soprattutto se esistono condizioni di salute preesistenti o se si assumono farmaci che possono influenzare l'equilibrio elettrolitico. Monitorare regolarmente i livelli di elettroliti attraverso esami del sangue può fornire un feedback prezioso sull'efficacia delle strategie di integrazione e sulla necessità di eventuali aggiustamenti.

Infine, l'acqua non è l'unica fonte per mantenere l'idratazione e l'equilibrio elettrolitico; soluzioni elettrolitiche, acqua di cocco e bevande sportive diluite possono essere utili per reintegrare i fluidi e gli elettroliti, specialmente dopo o durante il digiuno in giornate calde o dopo l'esercizio fisico.

Incorporare queste pratiche può non solo migliorare l'efficacia del digiuno ma anche proteggere contro i rischi associati a squilibri elettrolitici, garantendo che il digiuno rimanga una pratica sicura e sostenibile nel tempo.

Durante il digiuno intermittente, dobbiamo sempre considerare l'importanza delle integrazioni per supportare il corpo, compensare eventuali carenze nutrizionali e ottimizzare i benefici del digiuno. La scelta delle integrazioni appropriate deve basarsi su una valutazione accurata delle necessità individuali e del tipo di digiuno praticato.

Una delle integrazioni più comuni durante il digiuno è la vitamina D. Essenziale per la salute delle ossa, il supporto immunitario e la regolazione dell'umore, la vitamina D è spesso carente nelle diete moderne, specialmente in aree con limitata esposizione solare. Durante il digiuno, quando l'assunzione di nutrienti può essere ridotta, assicurarsi un adeguato livello di vitamina D può essere particolarmente importante per mantenere le funzioni corporee essenziali e supportare il metabolismo del calcio.

Gli acidi grassi Omega-3 sono un'altra integrazione preziosa durante il digiuno intermittente. Noti per i loro effetti antinfiammatori e benefici per la salute cardiaca e cerebrale, gli Omega-3 possono aiutare a ridurre l'infiammazione sistemica, supportare la funzionalità neuronale e migliorare l'umore. Questi acidi grassi essenziali sono particolarmente importanti in un regime di digiuno, dove il bilancio tra consumo di grassi e altri nutrienti può spostarsi significativamente.

Le fibre solubili, come il psyllium, possono anche essere considerate durante il digiuno per aiutare a mantenere la salute gastrointestinale. Le fibre aiutano a regolare la digestione e possono ridurre i picchi di glicemia e colesterolo, supportando così la gestione del peso e la salute cardiovascolare. Poiché il consumo di cibo è limitato durante le finestre di digiuno, integrare con fibre può aiutare a mantenere la regolarità intestinale e promuovere la sazietà.

Il magnesio è un altro integratore che può essere particolarmente utile durante il digiuno. Coinvolto in oltre 300 reazioni enzimatiche, il magnesio supporta tutto, dalla produzione di energia alla sintesi proteica e alla funzione muscolare. Integrare il magnesio può aiutare a prevenire crampi, mal di testa e altri sintomi legati a carenze durante periodi di digiuno esteso.

Tuttavia, è fondamentale approcciare l'integrazione con cautela e consapevolezza durante il digiuno. Alcune integrazioni possono essere meglio assorbite con il cibo, mentre altre potrebbero essere più efficaci o meglio tollerate a stomaco vuoto. L'interazione tra diverse integrazioni e la loro assunzione durante un regime di digiuno deve essere attentamente considerata per evitare effetti collaterali indesiderati e massimizzare i benefici.

Consultare un professionista della salute per determinare un piano di integrazione appropriato è essenziale, soprattutto per chi ha condizioni mediche preesistenti o ha bisogno di gestire specifiche esigenze nutrizionali. Un approccio personalizzato garantirà che le integrazioni scelte supportino gli obiettivi di salute e benessere a lungo termine, senza interferire con i benefici del digiuno intermittente.

Infine, mentre le integrazioni possono svolgere un ruolo supportivo importante, la base di un regime di digiuno efficace e salutare dovrebbe sempre essere una dieta equilibrata e nutriente durante le finestre di alimentazione. Questo assicura che il corpo riceva la maggior parte dei nutrienti essenziali direttamente dagli alimenti, rendendo l'integrazione un supporto, piuttosto che una soluzione a carenze dietetiche.

Durante il digiuno intermittente, il consumo di bevande come tè e caffè può offrire benefici addizionali oltre a contribuire all'apporto idrico generale. Queste bevande non solo possono aiutare a mitigare la sensazione di fame, ma possiedono anche proprietà che possono supportare il processo di digiuno dal punto di vista metabolico e cognitivo.

Il tè verde, ad esempio, è ricco di antiossidanti come le catechine, tra cui l'epigallocatechina gallato (EGCG), che possono migliorare la salute cardiovascolare e promuovere la perdita di grasso. Gli antiossidanti nel tè verde aiutano a combattere i radicali liberi, riducendo lo stress ossidativo e potenziando l'efficacia dell'autofagia, il processo di pulizia cellulare attivato dal digiuno. Inoltre, il tè verde ha un impatto modesto sul metabolismo, potenzialmente aumentando il dispendio energetico e favorendo una più efficace gestione del peso durante il digiuno.

Il caffè, d'altra parte, è noto per le sue proprietà stimolanti, grazie alla presenza di caffeina, che può migliorare la concentrazione e l'attenzione. Consumato con moderazione, il caffè può aumentare il metabolismo e promuovere la lipolisi, ovvero il processo di degradazione dei grassi, che è particolarmente utile durante le fasi di digiuno. Inoltre, la caffeina può anche elevare i livelli di alcuni neurotrasmettitori, come la dopamina e la noradrenalina, migliorando l'umore e fornendo un senso di vigore, che può essere utile per superare i periodi di bassa energia spesso associati al digiuno.

Tuttavia, è importante considerare che il consumo di caffè e tè non deve essere eccessivo. Eccessive quantità di caffeina possono portare a nervosismo, insonnia e potenzialmente aumentare i livelli di cortisolo, l'ormone dello stress. Questo può essere controproducente, specialmente in un contesto di digiuno, dove il corpo sta già gestendo uno stress metabolico significativo. Pertanto, il consumo di caffè e tè dovrebbe essere equilibrato, mantenendo le dosi entro livelli che non disturbano il sonno o causano irritabilità.

Un altro aspetto da considerare è l'effetto di queste bevande sullo stomaco vuoto. Alcune persone possono sperimentare acidità o disagio gastrico se bevono caffè o tè nero a stomaco vuoto, quindi potrebbe essere necessario limitare queste bevande alle finestre di alimentazione o optare per versioni meno acide, come il tè verde o il caffè cold brew.

Incorporando strategicamente tè e caffè nelle routine di digiuno, gli individui possono sfruttare i loro benefici antiossidanti, metabolici e cognitivi senza compromettere i risultati del digiuno o il benessere generale. Inoltre, queste bevande possono migliorare l'esperienza di digiuno, offrendo varietà e piacere senza aggiungere calorie significative, aiutando così a mantenere l'adesione a lungo termine al regime di digiuno intermittente.

Nel contesto del digiuno intermittente, la questione del consumo di alcol merita un'attenzione particolare. L'alcol, se consumato in quantità moderate, può far parte dello stile di vita di molte persone; tuttavia, nel corso del digiuno intermittente, le implicazioni del suo consumo possono essere significativamente diverse.

L'alcol è una sostanza che viene metabolizzata dal fegato, e questo processo richiede energia e risorse che, durante il digiuno, potrebbero essere limitate. Il fegato svolge un ruolo cruciale nel processo di digiuno, poiché è responsabile della conversione del grasso in chetoni, una fonte di energia alternativa quando i glucidi sono assenti. Introdurre alcol nel corpo durante o immediatamente prima del periodo di digiuno può perturbare questo processo metabolico, riducendo l'efficacia del digiuno e potenzialmente causando stress al fegato.

Inoltre, l'alcol ha un impatto notevole sulle riserve di glicogeno del corpo. Durante il digiuno, il corpo si affida al glicogeno immagazzinato per mantenere stabili i livelli di glucosio nel sangue finché non entra in uno stato di chetosi. Consumare alcol può accelerare la deplezione delle riserve di glicogeno, portando a una sensazione di affaticamento e debolezza più rapidamente durante il digiuno.

Un altro aspetto da considerare è l'effetto dell'alcol sulla barriera intestinale e sull'assorbimento dei nutrienti. L'alcol può compromettere l'integrità della mucosa intestinale, portando a una minore capacità di assorbire i nutrienti durante le finestre di alimentazione. Questo può essere particolarmente problematico in un regime di digiuno intermittente, dove l'assorbimento ottimale dei nutrienti è essenziale per mantenere la salute e sostenere il metabolismo durante i periodi di non assunzione di cibo.

Dal punto di vista comportamentale e psicologico, il consumo di alcol può influenzare la disciplina e il controllo degli impulsi, fattori cruciali nel mantenere un regime di digiuno efficace. L'alcol può ridurre la capacità di resistere alla tentazione di mangiare fuori dalle finestre prestabilite di alimentazione, compromettendo così gli sforzi di digiuno.

Data la varietà di effetti che l'alcol può avere sul corpo in uno stato di digiuno, è consigliabile limitarne o evitarne completamente il consumo durante i periodi di digiuno intermittente. Per coloro che scelgono di consumare alcol, è importante farlo con moderazione e idealmente durante le finestre di alimentazione, per minimizzare l'impatto sul metabolismo e sulla salute generale.

La decisione di includere alcol nel regime di digiuno intermittente deve essere presa con una consapevolezza completa delle sue potenziali implicazioni. È utile consultare un professionista della salute per discutere della propria situazione specifica, specialmente se si hanno condizioni preesistenti che potrebbero essere influenzate dal consumo di alcol. Integrare questa consapevolezza con una dieta ben bilanciata e ricca di nutrienti può aiutare a garantire che il digiuno intermittente rimanga un approccio salutare e sostenibile alla gestione del peso e al benessere generale.

Alimentazione Circadiana applicata al Digiuno Intermittente

L'alimentazione circadiana è un modello nutrizionale che si allinea ai ritmi circadiani, i cicli biologici naturali di 24 ore che influenzano funzioni fisiologiche come il sonno, il metabolismo e la regolazione ormonale. Seguendo i ritmi circadiani, si suggerisce che sincronizzare i tempi dei pasti con l'orologio interno del corpo può migliorare la salute e incrementare il benessere generale.

Il concetto di ritmi circadiani è ben consolidato nella cronobiologia, la scienza che studia i cicli temporali nei sistemi viventi. Gli esseri umani, così come molti altri organismi, hanno un orologio circadiano interno, localizzato nel nucleo soprachiasmatico dell'ipotalamo nel cervello. Questo orologio regola molteplici aspetti fisiologici, dalla produzione di ormoni e la temperatura corporea ai cicli di sonno e veglia, influenzando profondamente il metabolismo energetico.

L'idea di adattare l'alimentazione ai ritmi circadiani si basa sull'osservazione che il corpo è ottimizzato per digerire e utilizzare i nutrienti in momenti specifici del giorno. Durante le ore di luce, il metabolismo è più attivo e il corpo è più efficiente nel gestire l'apporto calorico e nell'elaborazione dei macronutrienti come carboidrati e grassi. Al contrario, il metabolismo rallenta durante le ore notturne, rendendo meno efficace la digestione e potenzialmente aumentando il rischio di disturbi metabolici se si consumano pasti abbondanti.

Praticare l'alimentazione circadiana implica quindi consumare la maggior parte delle calorie durante le prime ore della giornata, quando il metabolismo è più attivo, e ridurre l'apporto calorico nelle ore serali. Questo non solo favorisce una migliore digestione e assorbimento dei nutrienti, ma può anche migliorare la qualità del sonno, dato che il corpo non è sovraccarico di digestione durante la notte.

I benefici dell'alimentazione circadiana possono essere molteplici. Studi hanno mostrato che può aiutare a migliorare il controllo della glicemia, ridurre il rischio di obesità e malattie metaboliche come il diabete di tipo 2, e persino migliorare le risposte immunitarie e ridurre l'infiammazione. Inoltre, sincronizzare i pasti con i ritmi circadiani può aiutare a regolare la produzione di ormoni legati allo stress e all'appetito, promuovendo un senso di sazietà durante il giorno e riducendo la fame notturna.

Per implementare efficacemente l'alimentazione circadiana nella vita quotidiana, è utile iniziare osservando i propri ritmi naturali di fame e sazietà e cercare di pianificare i pasti in modo che coincidano con i periodi di maggiore attività metabolica. Ciò potrebbe significare fare una colazione sostanziosa, un pranzo moderato e una cena leggera, evitando snack pesanti o pasti tardivi.

Anche la qualità del cibo è importante nell'alimentazione circadiana. Preferire alimenti integrali, ricchi di nutrienti, come frutta, verdura, cereali integrali e proteine magre, può supportare meglio il ciclo naturale del corpo e promuovere una migliore salute metabolica.

In conclusione, l'alimentazione circadiana offre un approccio intrigante e scientificamente fondato per migliorare la salute attraverso la dieta. Adattando i tempi dei pasti ai ritmi naturali del corpo, è possibile supportare funzioni metaboliche ottimali, migliorare il sonno e la qualità della vita, e potenzialmente ridurre il rischio di molte malattie croniche.

Unire l'alimentazione circadiana al digiuno intermittente può offrire una potente sinergia che massimizza i benefici di entrambi gli approcci dietetici, migliorando la salute metabolica, la gestione del peso e il benessere generale.

Sinergia tra Alimentazione Circadiana e Digiuno Intermittente

Il digiuno intermittente, che prevede alternare periodi di digiuno a periodi di alimentazione, è noto per i suoi benefici sulla salute, inclusa la riduzione del rischio di malattie croniche, il miglioramento della regolazione della glicemia e il supporto alla perdita di peso. Integrando l'alimentazione circadiana, che enfatizza il consumo di cibo in allineamento con i ritmi naturali del corpo, è possibile potenziare questi effetti attraverso una migliore sincronizzazione del metabolismo e un miglioramento della salute ormonale.

Benefici Combinati di Salute Metabolica

Quando il digiuno intermittente viene praticato in accordo con l'orologio circadiano, il corpo può ottimizzare ulteriormente l'uso dell'energia. Digiunare durante le ore di scarsa attività metabolica (principalmente la notte) e consumare cibo durante le ore in cui il corpo è metabolicamente più attivo (le ore di luce) non solo facilita la perdita di peso attraverso un uso più efficiente delle riserve di grasso, ma migliora anche la sensibilità all'insulina. Ciò può avere un impatto significativo nel ridurre il rischio di sviluppare diabete di tipo 2 e altre condizioni metaboliche.

Ottimizzazione del Ritmo del Sonno-Veglia

L'alimentazione circadiana aiuta a stabilizzare il ciclo sonno-veglia, promuovendo un sonno di migliore qualità e più riparatore. Quando questa pratica viene combinata con il digiuno intermittente, si può notare una riduzione nell'interruzione del sonno causata da indigestione o ipoglicemia notturna, comuni quando si mangia tardi o si consumano pasti pesanti prima di coricarsi. Questo non solo aiuta a svegliarsi sentendosi più riposati, ma può anche ridurre l'esposizione a variazioni ormonali che influenzano negativamente il metabolismo e il peso corporeo.

Miglioramento della Salute Digestiva

Digiunare per periodi estesi aiuta a riposare il tratto digestivo. Con l'integrazione dell'alimentazione circadiana, che suggerisce di evitare pasti tardivi, il sistema digestivo può beneficiare di periodi regolari di riposo, riducendo i sintomi di disturbi digestivi come il gonfiore, il reflusso e la sindrome dell'intestino irritabile. Questo consente anche un'efficace detossificazione e rigenerazione delle cellule del tratto digestivo, che può migliorare l'assorbimento dei nutrienti quando si mangia.

Supporto alla Riduzione dell'Infiammazione

Il digiuno intermittente è stato associato a una ridotta infiammazione, un fattore chiave nella prevenzione di malattie croniche come le malattie cardiovascolari e l'artrite. L'alimentazione circadiana, promuovendo l'assunzione di cibi antinfiammatori durante i periodi di massima attività digestiva, può amplificare ulteriormente questi benefici. Consumare alimenti ricchi di antiossidanti, fibre e grassi sani nei momenti giusti del giorno aiuta a combattere l'infiammazione a livello cellulare e sistemico.

Strategie Pratiche per Implementare entrambi gli Approcci

Per implementare efficacemente una combinazione di digiuno intermittente e alimentazione circadiana, è fondamentale iniziare con una pianificazione attenta. Identificare le finestre di alimentazione che non solo si adattano ai ritmi circadiani, ma che anche rispettano i periodi di digiuno, è essenziale. Ad esempio, una persona potrebbe scegliere di consumare tutti i pasti tra le 7:00 e le 15:00, massimizzando l'esposizione alla luce naturale e il metabolismo attivo, seguito da un digiuno fino al mattino.

Dieta Mediterranea e digiuno intermittente

Nel vasto panorama delle diete e degli stili alimentari che popolano il mondo contemporaneo, la dieta mediterranea si erge come un faro di salute e benessere. Radicata nelle antiche tradizioni culinarie dei paesi bagnati dalle acque del Mediterraneo, questa dieta è molto più di un semplice schema alimentare: rappresenta un vero e proprio stile di vita che incarna la cultura, la storia e l'identità di intere comunità.

Partendo dalle coste assolate della Grecia, dell'Italia e della Spagna fino alle rive più remote dell'Egitto e del Libano, la dieta mediterranea si distingue per la sua ricchezza di alimenti freschi, naturali e nutrienti. La storia della dieta mediterranea è intrecciata con quella delle grandi civiltà dell'antichità, che hanno prosperato lungo le rive del Mare Nostrum. I popoli dell'antica Grecia, con la loro predilezione per i cereali, le verdure e l'olio d'oliva, hanno contribuito in modo significativo allo sviluppo di questo modello alimentare. L'importanza dell'olio d'oliva, in particolare, risale a migliaia di anni fa, quando gli antichi greci lo consideravano un dono degli dei e lo utilizzavano non solo per cucinare, ma anche per scopi medicinali e rituali.

Anche l'antica Roma ha lasciato un'impronta indelebile sulla dieta mediterranea. Conquistatori di vasti territori e abili agricoltori, i Romani introdussero nuovi alimenti e tecniche culinarie nelle regioni che dominavano. Il pane, le olive, il vino e una varietà di frutta e verdura facevano parte integrante della loro alimentazione quotidiana. Inoltre, i Romani furono pionieri nell'arte della conservazione degli alimenti, utilizzando metodi come la salatura e l'essiccazione per garantire una disponibilità costante di cibo durante tutto l'anno.

Tuttavia, è nell'antico Egitto che possiamo trovare alcune delle radici più antiche della dieta mediterranea. Le terre fertili del delta del Nilo fornivano un ricco approvvigionamento di grano, frutta, verdura e legumi, che costituivano la base dell'alimentazione degli antichi egizi. L'uso abbondante di erbe aromatiche e spezie nella cucina egiziana ha lasciato un'impronta duratura sulla gastronomia mediterranea, contribuendo a conferire ai piatti una complessità e un carattere unici.

Con il passare dei secoli, la dieta mediterranea è stata influenzata da una serie di altre culture e popoli che si sono stabiliti lungo le sue coste. Dall'invasione dei barbari al dominio dell'Impero ottomano, ogni conquistatore ha lasciato il proprio segno sulla tavola mediterranea, arricchendola con nuovi ingredienti, tecniche di preparazione e tradizioni culinarie.

Anche l'avvento delle grandi rotte commerciali ha contribuito a plasmare la dieta mediterranea, introducendo nuovi cibi e spezie provenienti da terre lontane. L'apertura delle vie marittime ha portato al Mediterraneo una vasta gamma di prodotti esotici, come il pepe, la cannella e lo zucchero, che hanno arricchito ulteriormente la cucina locale.

Oggi, la dieta mediterranea è riconosciuta a livello mondiale come uno dei modelli alimentari più sani e sostenibili. La sua storia millenaria e la sua ricchezza culturale e gastronomica continuano a ispirare cuochi, nutrizionisti e appassionati di cibo in tutto il mondo, testimoniando la forza e la durata di questa straordinaria tradizione culinaria. Al centro di questo modello alimentare vi sono ingredienti semplici ma potenti: frutta e verdura fresca, cereali integrali, legumi, noci, semi e, soprattutto, l'oro liquido dell'olio d'oliva extravergine. Questo prezioso elisir, ricco di grassi monoinsaturi e antiossidanti, è una pietra angolare della dieta e viene utilizzato in abbondanza per condire insalate, verdure, legumi e piatti principali. Le proprietà benefiche dell'olio d'oliva sono ben documentate, e la sua inclusione nella dieta quotidiana è associata a numerosi vantaggi per la salute, tra cui la riduzione del rischio di malattie cardiache e l'invecchiamento precoce.

La dieta mediterranea è un inno alla varietà e alla diversità culinaria. Le tavole di questa regione sono impreziosite da una miriade di colori, sapori e profumi che si mescolano armoniosamente per creare piatti gustosi e nutrienti. Le verdure fresche, come pomodori succosi, peperoni croccanti e zucchine tenere, formano la base di molte preparazioni, arricchite da erbe aromatiche e spezie che conferiscono complessità e carattere ai piatti.

Oltre alla presenza predominante di alimenti vegetali, la dieta mediterranea include anche una moderata quantità di pesce, che costituisce una fonte importante di proteine e acidi grassi omega-3. Il consumo regolare di pesce, come il salmone, la trota e il tonno, è associato a numerosi benefici per la salute, tra cui la protezione del cuore e il sostegno alla salute cerebrale.

In contrasto con molte altre diete, la dieta mediterranea promuove un consumo moderato di carne rossa e prodotti lattiero-caseari. Le porzioni di carni rosse sono limitate e spesso sostituite con alternative più magre, come il pollame o le uova, mentre i formaggi e i latticini sono consumati con moderazione. Questa moderazione riflette un approccio equilibrato alla nutrizione, che privilegia alimenti freschi e naturali ma non esclude occasionalmente i piaceri della tavola.

Tuttavia, è molto più di una lista di cibi da consumare o evitare: è un modo di vivere che incoraggia la condivisione, la convivialità e il piacere del cibo. La pratica di sedersi insieme a tavola con amici e familiari per condividere pasti gustosi e nutrizionali è un elemento chiave di questa tradizione alimentare, che promuove il benessere non solo del corpo, ma anche dell'anima.

La dieta mediterranea rappresenta un patrimonio culturale e nutrizionale di inestimabile valore, che offre non solo benefici per la salute fisica, ma anche per il benessere mentale ed emotivo. È un modo di mangiare che celebra la bellezza e la diversità dei prodotti naturali, promuovendo uno stile di vita sano, sostenibile e pieno di gioia.

La dieta mediterranea offre una vasta gamma di benefici per la salute che vanno ben oltre il semplice mantenimento del peso corporeo. Uno dei principali vantaggi di questo stile alimentare è la sua associazione con una riduzione del rischio di malattie cardiache. Numerosi studi scientifici hanno dimostrato che seguire una dieta mediterranea può ridurre l'incidenza di infarti, ictus e altre patologie cardiovascolari. Questo effetto protettivo è attribuito principalmente all'ampia presenza di grassi monoinsaturi presenti nell'olio d'oliva e nei frutti secchi, che contribuiscono a migliorare il profilo lipidico nel sangue e a ridurre l'infiammazione vascolare.

Inoltre, la dieta mediterranea è associata a un minor rischio di sviluppare diabete di tipo 2. I suoi principi fondamentali, come il consumo abbondante di frutta, verdura, cereali integrali e grassi sani, insieme a una moderata quantità di proteine magre, possono contribuire a mantenere stabili i livelli di zucchero nel sangue e a migliorare la sensibilità all'insulina. Questo è particolarmente importante per la prevenzione del diabete, una condizione cronica sempre più diffusa a livello globale.

Un altro beneficio significativo della dieta mediterranea è la sua capacità di favorire la salute cerebrale e la funzione cognitiva. Gli alimenti ricchi di antiossidanti, come frutta, verdura, noci e pesce, forniscono sostanze nutritive vitali che proteggono il cervello dall'infiammazione e dallo stress ossidativo, due fattori che possono contribuire allo sviluppo di disturbi neurodegenerativi come l'Alzheimer e il morbo di Parkinson. Inoltre, l'olio d'oliva extravergine, grazie alla sua composizione unica di grassi sani e composti fenolici, è stato associato a una migliore funzione cognitiva e a una minore incidenza di declino mentale legato all'età.

Non da ultimo, la dieta mediterranea può avere effetti positivi sulla salute mentale e sul benessere emotivo. I suoi principi alimentari, che favoriscono il consumo di alimenti freschi, non processati e ricchi di nutrienti, sono stati associati a una riduzione del rischio di depressione e ansia. Inoltre, il carattere sociale e conviviale della dieta mediterranea, che promuove il consumo di pasti condivisi con familiari e amici, può contribuire a migliorare l'umore e a ridurre lo stress, fattori fondamentali per la salute mentale complessiva.

Infine, va sottolineato che la dieta mediterranea non è solo benefica per l'individuo, ma anche per l'ambiente. Il suo focus su alimenti freschi, di stagione e locali può contribuire a ridurre l'impatto ambientale della produzione alimentare, promuovendo pratiche agricole sostenibili e riducendo le emissioni di gas serra associate al trasporto e alla conservazione degli alimenti. In un'epoca in cui la sostenibilità ambientale è una priorità globale, la dieta mediterranea si presenta come un modello alimentare in linea con i principi di conservazione e rispetto dell'ambiente.

La dieta mediterranea offre una vasta gamma di benefici per la salute, che vanno dalla protezione cardiovascolare alla promozione della salute cerebrale e mentale, fino alla sostenibilità ambientale. Incorporare i principi fondamentali di questo stile alimentare nella propria dieta quotidiana può contribuire in modo significativo a migliorare la qualità della vita e a promuovere il benessere a lungo termine.

Unire la dieta mediterranea al digiuno intermittente può offrire una combinazione potente per la salute, il benessere e la longevità. Questa sinergia non solo supporta una gestione del peso efficace, ma offre anche miglioramenti nella salute cardiovascolare, nella gestione dell'energia.

La dieta mediterranea, con la sua enfasi su grassi sani, un'abbondanza di frutta e verdura, cereali integrali, e proteine magre, fornisce un ricco apporto di nutrienti essenziali che possono aiutare a ridurre l'infiammazione e migliorare i livelli di colesterolo. L'inclusione regolare di olio d'oliva, noci, semi e pesce ricco di acidi grassi omega-3 contribuisce a un miglior profilo lipidico, riducendo i livelli di LDL (il cosiddetto "colesterolo cattivo") e aumentando l'HDL ("colesterolo buono"). Questo aspetto è cruciale per la prevenzione di malattie cardiovascolari, come l'aterosclerosi e l'infarto del miocardio.

Il digiuno intermittente, d'altra parte, aggiunge un ulteriore strato di benefici metabolici. Alternando periodi di digiuno a periodi di alimentazione, si stimola il corpo a utilizzare le riserve di grasso come fonte di energia, il che può portare a una perdita di peso sostenuta. Inoltre, il digiuno può migliorare la sensibilità all'insulina, ridurre l'infiammazione e potenziare i processi di riparazione cellulare come l'autofagia. Quest'ultimo, un processo in cui le cellule degradano e riciclano componenti cellulari danneggiati, è associato a miglioramenti nella funzionalità cellulare e può giocare un ruolo nella prevenzione di malattie neurodegenerative e nel rallentamento del processo di invecchiamento.

Quando si combinano questi due approcci, si ottiene una strategia alimentare che non solo è focalizzata sulla qualità e sulla varietà degli alimenti consumati, ma anche sul timing e sulla frequenza dei pasti. Per esempio, consumare un pasto ricco di nutrienti basato sulla dieta mediterranea subito dopo il periodo di digiuno può massimizzare l'assorbimento dei nutrienti e ottimizzare la risposta metabolica del corpo. Mangiare in una finestra temporale ristretta può anche contribuire a regolare l'orologio circadiano del corpo, migliorando il sonno e la funzione cognitiva.

L'impatto combinato di questi due regimi dietetici sulla gestione del peso è particolarmente notevole. Mentre il digiuno intermittente aiuta a ridurre il consumo calorico complessivo e ad aumentare il dispendio energetico, la dieta mediterranea fornisce un apporto equilibrato di macronutrienti che sostiene il metabolismo e previene le carenze nutrizionali. Questo può essere particolarmente vantaggioso per individui che cercano di perdere peso senza sacrificare la nutrizione o il benessere.

Inoltre, la combinazione di dieta mediterranea e digiuno intermittente può avere effetti positivi sulla salute mentale. La dieta mediterranea ha mostrato potenziali benefici nella riduzione del rischio di depressione e nella promozione di una migliore salute mentale, grazie al suo alto contenuto di nutrienti neuroprotettivi. Il digiuno intermittente, migliorando la sensibilità all'insulina e riducendo l'infiammazione, può anche contribuire a una migliore regolazione dell'umore e funzione cerebrale.

In conclusione, unire la dieta mediterranea al digiuno intermittente non è solo un metodo efficace per migliorare la gestione del peso e la salute cardiovascolare, ma offre anche vantaggi complessivi per la salute a lungo termine, inclusa la prevenzione di malattie croniche, il miglioramento della funzione cognitiva, e la promozione della longevità. Come con qualsiasi cambiamento significativo nella dieta o nello stile di vita, è consigliabile consultare un professionista della salute prima di iniziare.

Sinergia tra alimentazione olistica e digiuno intermittente

L'alimentazione olistica è un approccio alla nutrizione che va oltre la semplice assunzione calorica o nutrienti specifici, abbracciando una visione complessiva del benessere che coinvolge mente, corpo e spirito. Si tratta di vedere il cibo non solo come carburante, ma come una chiave per il benessere globale, capace di influenzare non solo la salute fisica, ma anche quella emotiva e mentale.

Questo approccio enfatizza l'importanza dei cibi integrali e non processati, che sono considerati più vicini al loro stato naturale possibile. Frutta e verdura fresca, cereali integrali, legumi, noci e semi, sono tutti pilastri di una dieta olistica. Questi alimenti sono ricchi di nutrienti vitali che il corpo può utilizzare per funzionare al meglio. In contrasto, gli alimenti altamente trasformati sono spesso eliminati perché possono contenere conservanti, coloranti e altri additivi che potrebbero essere nocivi per la salute.

Un'altra componente fondamentale dell'alimentazione olistica è l'attenzione all'origine del cibo. Si dà valore alla provenienza degli alimenti, preferendo quelli biologici, locali e di stagione. Questo non solo aiuta a ridurre l'impatto ambientale del trasporto e della produzione di alimenti, ma supporta anche le economie locali e incoraggia pratiche agricole sostenibili.

L'acqua pura e altre bevande non zuccherate sono anche enfatizzate nell'alimentazione olistica, così come l'eliminazione o la riduzione significativa di stimolanti come la caffeina e l'alcool. Queste sostanze possono alterare il naturale equilibrio del corpo e influenzare negativamente la salute fisica e mentale.

La componente mentale e spirituale dell'alimentazione olistica si riflette nel modo in cui il cibo viene consumato. Mangiare dovrebbe essere un'attività consapevole e meditativa, non qualcosa fatto in fretta o mentre si è distratti. Prendersi il tempo per gustare ogni boccone, apprezzare i sapori e le texture, e essere grati per il nutrimento che il cibo fornisce, può migliorare la digestione e l'assimilazione dei nutrienti oltre a creare un senso di calma e contentezza.

Inoltre, l'alimentazione olistica riconosce che non esiste una dieta "taglia unica" che sia perfetta per tutti. Ogni persona ha esigenze nutrizionali uniche, basate su una varietà di fattori tra cui età, genetica, ambiente di vita, livello di attività e condizioni di salute. Di conseguenza, l'approccio olistico enfatizza l'importanza di personalizzare l'alimentazione per adattarla alle necessità individuali, spesso con il supporto di professionisti della nutrizione.

Questo, è un modo di vivere e di mangiare che valorizza la qualità e l'integrità del cibo, la consapevolezza durante il pasto, e l'armonia tra corpo, mente e ambiente. Si tratta di nutrire ogni parte dell'essere umano e di riconoscere l'importante ruolo che il cibo gioca non solo nella salute fisica, ma anche nel benessere emotivo e spirituale.

L'alimentazione olistica e il digiuno intermittente possono essere integrati per formare un potente approccio nutrizionale che non solo migliora la salute fisica, ma anche la chiarezza mentale e il benessere emotivo. Questa combinazione offre molti benefici, a partire dal supporto alla salute digestiva. Il digiuno intermittente dà al sistema digestivo il tempo di riposarsi e recuperare, riducendo l'infiammazione e migliorando la digestione. Quando poi si consumano alimenti, seguendo i principi dell'alimentazione olistica che privilegia cibi integrali e naturali, si facilita l'assorbimento dei nutrienti, contribuendo a una digestione più efficiente e a minori disturbi come il gonfiore.

Questa sinergia aiuta anche a ottimizzare il metabolismo. Il digiuno intermittente regola gli ormoni legati alla fame e alla sazietà e migliora la sensibilità all'insulina, facilitando una gestione più efficace del glucosio nel sangue. Quando questa pratica è combinata con l'alimentazione olistica, che esclude zuccheri raffinati e cibi processati, il metabolismo può funzionare ancora meglio, aiutando nella gestione del peso e prevenendo malattie come il diabete di tipo 2.

Inoltre, molti sperimentano un incremento nella chiarezza mentale durante i periodi di digiuno, un effetto che si ritiene sia dovuto alla riduzione dei livelli di insulina e all'aumento della produzione di neurotrasmettitori che migliorano la funzione cerebrale. L'adozione di una dieta olistica, ricca di antiossidanti e acidi grassi essenziali, può potenziare ulteriormente la salute del cervello, promuovendo la memoria e la concentrazione, e migliorando lo stato emotivo.

L'approccio olistico all'alimentazione incoraggia anche a mangiare in modo consapevole e intenzionale, ascoltando i segnali di fame e sazietà del corpo. Questo può aiutare a sviluppare un rapporto più sano con il cibo, riducendo le abitudini alimentari emotive o compulsive. Il digiuno intermittente, che incoraggia la disciplina e la regolazione ormonale, può rafforzare questi benefici, aiutando le persone a sentirsi più equilibrate e meno influenzate da sbalzi di umore legati all'alimentazione.

Un altro importante vantaggio è la sostenibilità ambientale. Entrambi gli approcci promuovono pratiche alimentari rispettose dell'ambiente. L'alimentazione olistica favorisce il consumo di prodotti locali, biologici e di stagione, mentre il digiuno intermittente, riducendo la frequenza dei pasti, può diminuire il consumo complessivo di risorse. Questi metodi contribuiscono a un modello di consumo più sostenibile e rispettoso del pianeta.

In sintesi, l'integrazione tra alimentazione olistica e digiuno intermittente crea un regime alimentare completo che non solo migliora la salute fisica, ma sostiene anche il benessere mentale ed emotivo, promuovendo allo stesso tempo stili di vita sostenibili. Questo approccio olistico non solo aumenta la qualità della vita individuale ma offre anche benefici collettivi, sostenendo la salute del nostro ambiente globale.

Digiuno e Attività fisica

Nel contesto del digiuno intermittente, integrare un'adeguata attività fisica non è solo possibile, ma può essere estremamente vantaggioso. L'interazione tra digiuno e esercizio fisico porta a una serie di benefici metabolici e miglioramenti nella composizione corporea che possono trasformare l'efficacia di questo stile di vita. Tuttavia, la chiave per ottenere il massimo da queste pratiche congiunte risiede nella capacità di capire e ottimizzare il timing e l'intensità dell'esercizio durante i periodi di digiuno e alimentazione.

L'esercizio fisico durante il digiuno, in particolare, è stato oggetto di numerosi studi. Si è scoperto che allenarsi in stato di digiuno può aumentare la capacità del corpo di utilizzare il grasso come fonte di energia, migliorando così la lipolisi e aumentando le riserve di energia. Questo può essere particolarmente utile per coloro che mirano alla perdita di grasso. Inoltre, l'esercizio in stato di digiuno può stimolare la produzione di proteine coinvolte nella regolazione del glucosio e del metabolismo dei grassi, contribuendo a una maggiore sensibilità all'insulina e a un miglior controllo glicemico.

Tuttavia, è importante approcciare l'esercizio durante il digiuno con cautela. La scelta del tipo di attività fisica e la sua intensità dovrebbero essere attentamente considerate per evitare l'esaurimento e per massimizzare gli effetti positivi. Attività di bassa intensità come il camminare, lo yoga, la corsa lenta o esercizi di stretching sono spesso raccomandati per i periodi di digiuno, poiché questi sono meno probabili di causare stanchezza o esaurimento delle riserve energetiche. Per coloro che sono abituati a regimi di allenamento più intensi, potrebbe essere più appropriato pianificare sessioni di allenamento di forza o cardio ad alta intensità durante le finestre di alimentazione, quando il corpo ha accesso a sufficienti risorse energetiche.

Allo stesso modo, il timing dell'allenamento può influenzare significativamente l'efficacia dell'esercizio in combinazione con il digiuno. Per esempio, programmare un allenamento intenso poco prima della fine di un periodo di digiuno può permettere di sfruttare al massimo il picco temporaneo di ormoni anabolici come il testosterone e l'ormone della crescita, che sono elevati durante il digiuno e possono aiutare nella costruzione muscolare. Seguire l'allenamento con un pasto nutritivo aiuta a sostenere la riparazione e la crescita muscolare, ottimizzando la finestra anabolica post-allenamento.

È essenziale, inoltre, che i pasti consumati dopo l'esercizio durante le finestre di alimentazione siano ricchi di proteine di alta qualità, carboidrati complessi e grassi sani. Questi nutrienti supportano la riparazione muscolare, riforniscono le riserve di glicogeno esaurite e aiutano a ridurre l'infiammazione, facilitando un più rapido ed efficace recupero.

Monitorare costantemente le risposte del proprio corpo all'interazione tra digiuno e esercizio fisico è vitale. Registrare le sensazioni, le prestazioni e i progressi fisici può fornire dati preziosi che aiutano a personalizzare ulteriormente il programma di allenamento e il regime di digiuno. Questo monitoraggio aiuta a identificare il tipo e il timing di esercizio che funzionano meglio per l'individuo, garantendo che l'approccio scelto sia sostenibile e benefico a lungo termine.

Nel prossimo segmento, approfondiremo come adattare il tipo di allenamento al digiuno. Esploreremo strategie specifiche che permettono di modulare l'intensità e la frequenza dell'esercizio in base ai diversi tipi di digiuno praticati, per assicurare che gli allenamenti non solo siano efficaci, ma anche sicuri e in armonia con gli obiettivi di salute e benessere complessivi.

Adattare il tipo di allenamento al digiuno intermittente è essenziale per ottimizzare sia la sicurezza sia l'efficacia dell'esercizio, assicurando che gli allenamenti siano non solo fattibili ma anche in perfetta sinergia con gli obiettivi di salute e fitness dell'individuo. La scelta del tipo di esercizio durante i periodi di digiuno o alimentazione dovrebbe considerare la disponibilità di energia, il potenziale di stress fisico e la capacità di recupero, assicurando così che il regime di allenamento supporti e amplifichi i benefici del digiuno.

Adattamento dell'Allenamento ai Cicli di Digiuno

Durante i periodi di digiuno, il corpo utilizza diverse fonti energetiche, passando gradualmente dal glucosio immagazzinato ai grassi come principale fonte di energia. Questo cambiamento può influenzare le prestazioni fisiche, specialmente quando si tratta di esercizi ad alta intensità che tradizionalmente dipendono da una rapida disponibilità di glucosio. Di conseguenza, durante le fasi di digiuno, può essere più opportuno privilegiare esercizi di intensità moderata o bassa, come il camminare, lo yoga, il nuoto lento o l'allenamento a circuito con pesi leggeri. Questi tipi di esercizi possono essere effettuati in modo efficace anche quando i livelli di glucosio sono più bassi, minimizzando il rischio di affaticamento o di ipoglicemia.

D'altra parte, gli allenamenti ad alta intensità, come il sollevamento pesi pesanti, gli sprint o l'allenamento intervallato ad alta intensità (HIIT), sono generalmente più adatti per le finestre di alimentazione quando il corpo ha accesso a carboidrati sufficienti. Consumare un pasto equilibrato contenente carboidrati complessi, proteine e grassi alcune ore prima di questi allenamenti può fornire l'energia necessaria per sostenere l'intensità dell'esercizio e facilitare un recupero efficace.

Monitoraggio e Aggiustamento

È fondamentale monitorare attentamente come il corpo reagisce agli allenamenti in differenti fasi del digiuno. Gli individui possono sperimentare variazioni nella resistenza, nella forza e nella capacità di recupero, che possono richiedere aggiustamenti nell'intensità, nella durata o nel tipo di esercizio. L'uso di un diario di allenamento per registrare dettagli come il livello di fatica, le prestazioni, le sensazioni fisiche e il recupero può aiutare a identificare i modelli e a fare scelte informate riguardo all'adattamento degli allenamenti.

Consapevolezza del Proprio Corpo e Recupero

Bisogna sempre cercare di essere in sintonia con il proprio corpo. La sensazione di eccessiva stanchezza, vertigini o altri segnali di disagio durante o dopo l'esercizio sono indicatori che l'allenamento potrebbe non essere allineato con le attuali capacità del corpo di gestire lo stress fisico in condizioni di digiuno. In tali casi, è importante ridurre l'intensità o la durata dell'esercizio o considerare di spostarlo in una finestra di alimentazione.

Inoltre, il recupero ha un ruolo chiave nell'adattamento dell'allenamento al digiuno. Integrare pratiche di recupero attivo, come stretching, massaggi o bagni caldi, può aiutare a ridurre l'affaticamento muscolare e a migliorare la prontezza per le sessioni future. La gestione efficace del sonno e una nutrizione adeguata post-allenamento sono altrettanto importanti per il recupero e per massimizzare i risultati dell'allenamento.

Vedremo ulteriormente come l'esercizio fisico durante il digiuno possa non solo supportare la costruzione muscolare ma anche migliorare il recupero e l'efficienza energetica, delineando strategie specifiche per coloro che desiderano integrare questi elementi nel loro stile di vita attivo, assicurando che ogni fase del ciclo di digiuno e alimentazione sia ottimizzata per il successo a lungo termine.

Incorporare l'esercizio fisico in un regime di digiuno intermittente offre benefici significativi, tra cui miglioramento della composizione corporea e ottimizzazione del recupero muscolare. Per sfruttare al massimo questi vantaggi, è fondamentale integrare l'allenamento di forza e il timing dell'assunzione di nutrienti in modo che siano in perfetta sincronia con i periodi di digiuno e di alimentazione.

Un momento efficace per programmare un allenamento di forza è generalmente verso la fine del digiuno, poco prima di iniziare la finestra di alimentazione. Questo timing permette di approfittare dell'aumento naturale di ormoni anabolici come l'ormone della crescita e il testosterone, che tendono ad aumentare durante il digiuno. Eseguire un allenamento intenso poco prima di mangiare massimizza la sintesi proteica e minimizza il catabolismo muscolare, poiché il pasto successivo fornirà le proteine e i carboidrati necessari per stimolare la riparazione e la crescita muscolare, nonché per rifornire le riserve di glicogeno.

Inoltre, il recupero gioca un ruolo critico nella combinazione di digiuno e esercizio fisico. Integrare tecniche di recupero come lo stretching, la mobilità articolare e il rilassamento può ridurre il rischio di infortuni e migliorare l'efficienza degli allenamenti. Mantenere un'adeguata idratazione è sempre importante, in quanto il rischio di disidratazione può essere maggiore durante il digiuno. Assicurarsi di consumare quantità sufficienti di liquidi prima, durante e dopo l'esercizio aiuta a mantenere l'efficacia muscolare e le funzioni corporee ottimali.

La pianificazione dell'attività fisica in relazione al ciclo di digiuno richiede anche di considerare la tipologia e l'intensità dell'esercizio. Gli allenamenti a bassa intensità, come camminate leggere o sessioni di yoga, possono essere tranquillamente eseguiti anche durante i periodi di digiuno, poiché utilizzano principalmente i grassi come fonte di energia e non gravano eccessivamente sulle riserve di glicogeno. In contrasto, gli allenamenti ad alta intensità, che richiedono una rapida disponibilità di glucosio, sono meglio collocati durante o immediatamente dopo le finestre di alimentazione, per assicurare che il corpo disponga del necessario carburante.

Questo approccio non solo conserva l'energia, ma garantisce anche che il corpo sia adeguatamente nutrito e pronto a sostenere livelli più elevati di attività fisica, evitando il rischio di esaurimento o di ipoglicemia. L'obiettivo è sempre quello di trovare un equilibrio che supporti sia la performance fisica che gli obiettivi di digiuno, migliorando la salute complessiva e il benessere.

Mentre il digiuno intermittente si focalizza sulle finestre temporali in cui si consumano i pasti, è fondamentale non trascurare l'importanza del recupero e della nutrizione post -allenamento. Questo aspetto diventa particolarmente cruciale per coloro che cercano di massimizzare i guadagni muscolari, migliorare le prestazioni o semplicemente mantenere uno stile di vita salutare e attivo.

Il momento subito dopo un allenamento è spesso definito come "finestra anabolica" - un periodo in cui il corpo è particolarmente recettivo ai nutrienti e può utilizzarli efficacemente per riparare e costruire nuovo tessuto muscolare. Tradizionalmente, si consiglia di consumare un pasto ricco di proteine e carboidrati subito dopo l'allenamento per ottimizzare il recupero. Tuttavia, nel contesto del digiuno intermittente, questa finestra potrebbe non coincidere con la fase di alimentazione.

In uno scenario di digiuno intermittente, il recupero post-allenamento richiede un approccio più strategico. Per coloro che si allenano verso la fine del proprio digiuno, è consigliabile programmare la sessione poco prima dell'orario in cui è previsto il pasto successivo. Questo permette di sfruttare la "finestra anabolica" senza interrompere il periodo di digiuno. In alternativa, se l'allenamento avviene all'inizio o durante la finestra di digiuno, potrebbe essere necessario adattare il tipo e l'intensità dell'esercizio per minimizzare il rischio di deperimento muscolare e affaticamento eccessivo.

Il digiuno intermittente, tuttavia, non esclude l'importanza di una corretta nutrizione post-allenamento. La chiave sta nel bilanciare l'orario dell'allenamento con la finestra di alimentazione. Alimenti ricchi di proteine come carni magre, pesce, uova, legumi e prodotti lattiero-caseari, insieme a carboidrati complessi come cereali integrali, frutta e verdura, dovrebbero essere inclusi nel primo pasto dopo l'allenamento. Questo contribuisce non solo al recupero muscolare ma anche al rifornimento delle riserve di glicogeno, essenziale per l'energia e le prestazioni future.

La questione degli integratori post-allenamento in un regime di digiuno intermittente porta a considerazioni aggiuntive. Sebbene alcuni integratori, come le proteine in polvere o gli aminoacidi a catena ramificata (BCAA), possano essere utilizzati, è essenziale verificare che il loro consumo si allinei con la finestra di alimentazione programmata.

Oltre ai nutrienti, il recupero muscolare è influenzato da altri fattori, come il sonno adeguato, l'idratazione e le tecniche di rilassamento muscolare. Strategie di recupero quali stretching, foam rolling,e bagni con sale di Epsom possono supportare il processo di guarigione e preparare il corpo per l'allenamento successivo.

Il digiuno intermittente non dovrebbe compromettere la nutrizione post-allenamento e il recupero. Piuttosto, richiede un'attenta pianificazione e un ascolto del proprio corpo. Integrando il digiuno con una strategia di recupero ben pensata, è possibile ottenere i benefici sia del digiuno sia di un allenamento efficace.

Analizziamo adesso una piccola serie di attività sportive accompagnate da questa pratica.

Gli allenamenti ad alta intensità a intervalli (HIIT) sono una forma di esercizio che alterna brevi periodi di attività intensa con intervalli di riposo o attività a bassa intensità. Questi allenamenti sono noti per la loro efficienza nel bruciare calorie in tempi brevi e per i benefici a lungo termine sulla salute cardiovascolare e il metabolismo.

Allenamenti HIIT:

1. **Breve Durata**: Tipicamente, un allenamento HIIT dura da 20 a 30 minuti.

2. **Alta Intensità**: Gli esercizi includono sprint, salti, esercizi con pesi o movimenti corporei che si eseguono al massimo dello sforzo.

3. **Periodi di Riposo**: Alternati agli sforzi intensi, i periodi di riposo attivo o passivo consentono una breve recuperazione.

4. **Versatilità**: Possono essere eseguiti con diversi attrezzi, dal peso del corpo a pesi liberi, o anche senza attrezzature.

Benefici degli Allenamenti HIIT

- **Efficienza nella perdita di grasso**: HIIT stimola il metabolismo e aumenta il consumo di ossigeno post-esercizio, bruciando calorie anche dopo il termine dell'allenamento.

- **Miglioramento della capacità cardiorespiratoria**: Migliora la salute del cuore e dei polmoni, aumentando la capacità di esercizio.

- **Risparmio di tempo**: Ideale per chi ha poco tempo ma desidera risultati efficaci dal proprio regime di esercizio.

Unire HIIT e Digiuno Intermittente

L'unione tra HIIT e digiuno intermittente può essere strategica per chi mira a massimizzare la perdita di grasso e migliorare le prestazioni metaboliche, ma richiede un approccio attento per evitare sovraccarichi e garantire una nutrizione adeguata.

Pianificazione dell'Allenamento

- **Tempismo**: Idealmente, gli allenamenti HIIT dovrebbero essere programmati verso la fine del periodo di digiuno o all'inizio della finestra di alimentazione. Ciò consente di sfruttare l'incremento dell'adrenalina e della noradrenalina, che sono più elevati durante il digiuno e possono aumentare la capacità di sforzo e la concentrazione.

- **Nutrizione Pre-Allenamento**: Se l'allenamento si svolge verso la fine del digiuno, può essere utile consumare un piccolo snack ricco di proteine o una bevanda a base di aminoacidi per prevenire la perdita muscolare senza interrompere significativamente i benefici del digiuno.

- **Recupero Post-Allenamento**: Dopo l'HIIT, è essenziale consumare un pasto equilibrato che include proteine, carboidrati e grassi durante la finestra di alimentazione per facilitare la riparazione muscolare e il recupero energetico.

Considerazioni Nutrizionali e di Salute

- **Idratazione**: Mantenere un'adeguata idratazione è cruciale, specialmente quando si digiuna e si svolgono attività fisiche intense.

- **Ascolto del Corpo**: Monitorare la propria risposta all'allenamento e all'adattamento al digiuno è fondamentale per evitare eccessivo affaticamento o altri effetti negativi.

- **Adattamento Progressivo**: Chi è nuovo sia al digiuno intermittente sia agli HIIT dovrebbe iniziare gradualmente, aumentando l'intensità dell'esercizio e la durata del digiuno man mano che il corpo si adatta.

Unendo strategicamente HIIT e digiuno intermittente, è possibile ottenere notevoli benefici in termini di composizione corporea, prestazioni atletiche e salute metabolica, sempre con un occhio di riguardo alla sicurezza e al benessere complessivo.

<u>**RUNNING:**</u>

Unire il running al digiuno intermittente può essere un metodo efficace per migliorare la composizione corporea, ottimizzare la performance e potenziare la salute metabolica. Tuttavia, per ottenere risultati ottimali e mantenere la salute generale, è essenziale adottare un approccio strategico e attento.

Benefici del Running

Il running è uno degli esercizi cardiovascolari più popolari e accessibili, noto per i suoi numerosi benefici:

- **Brucia calorie**: Aiuta a creare un deficit calorico, favorendo la perdita di peso.

- **Migliora la salute cardiovascolare**: Rinforza il cuore e migliora la circolazione.

- **Rilascia endorfine**: Contribuisce a migliorare l'umore e ridurre lo stress.

- **Aumenta la resistenza**: Migliora la capacità polmonare e la resistenza complessiva del corpo.

Digiuno Intermittente e Running

Il digiuno intermittente implica alternare periodi di alimentazione a periodi di digiuno. Questo approccio può essere particolarmente sinergico con il running, specialmente per quanto riguarda la gestione del peso e la sensibilità all'insulina.

Strategie per Integrare Running e Digiuno Intermittente

1. **Pianificazione del Timing dell'Esercizio**:

   - **Durante il Digiuno**: Correre prima di mangiare può incrementare la lipolisi (la rottura dei grassi) poiché i livelli di glicogeno sono più bassi e il corpo può tendere a bruciare più grasso come energia. Questo è ideale per chi mira alla perdita di peso.

   - **Dopo Aver Mangiato**: Correre dopo un pasto può essere più indicato per le sessioni di allenamento più intense o lunghe poiché il corpo ha energia prontamente disponibile derivante dagli alimenti consumati.

2. **Adattamento al Digiuno**:

   - Inizialmente, può essere sfidante eseguire running durante le prime fasi del digiuno intermittente a causa della riduzione dei livelli di energia mentre il corpo si adatta a bruciare grassi piuttosto che carboidrati. È cruciale iniziare gradualmente e aumentare l'intensità e la durata dell'attività fisica man mano che il corpo si adatta.

3. **Nutrizione e Idratazione:**

   - **Pre-Running**: Se si sceglie di correre durante il periodo di digiuno, mantenere l'idratazione è essenziale. Si può considerare l'assunzione di sali elettrolitici, soprattutto se si corre per periodi prolungati o in condizioni di caldo.

   - **Post-Running**: Dopo la corsa, è importante consumare un pasto bilanciato che includa carboidrati, proteine e grassi durante la finestra di alimentazione. Questo aiuta a rifornire le scorte di glicogeno, riparare i muscoli e stabilizzare i livelli di energia.

4. **Ascolto del Corpo:**

   - È fondamentale prestare attenzione ai segnali del corpo. Se ci si sente stanchi, deboli o si ha una performance in calo, potrebbe essere necessario aggiustare il timing del digiuno, l'intensità del running o l'apporto nutrizionale.

5. **Gradualità nell'Introduzione:**

- Chi è nuovo sia al digiuno intermittente sia al running dovrebbe incrementare progressivamente sia la frequenza sia la durata delle corse, così come la durata del digiuno.

Considerazioni Finali

Integrare il running con il digiuno intermittente può offrire vantaggi significativi, ma richiede un approccio personalizzato e adattato alle esigenze individuali, agli obiettivi di fitness e alle condizioni di salute. Consultare un medico o un nutrizionista sportivo può fornire ulteriori linee guida e assicurare che questa combinazione sia sicura ed efficace per le tue specifiche necessità.

ALLENAMENTO IN PALESTRA:

Unire l'allenamento in palestra al digiuno intermittente è una strategia che può essere efficace per molti obiettivi di fitness, inclusi il miglioramento della composizione corporea, l'aumento della forza e l'ottimizzazione del metabolismo. Tuttavia, affinché questa combinazione sia efficace e sicura, è importante considerare diversi aspetti relativi alla pianificazione degli allenamenti, alla nutrizione e al recupero.

Benefici dell'Allenamento in Palestra Durante il Digiuno Intermittente

1. **Miglioramento dell'Efficienza Metabolica**: Allenarsi in stato di digiuno può aiutare il corpo a migliorare la capacità di bruciare grassi come fonte di energia, contribuendo così alla perdita di peso e al miglioramento della composizione corporea.

2. **Aumento della Sensibilità all'Insulina**: L'esercizio fisico, specialmente quando combinato con il digiuno, può aumentare la sensibilità all'insulina, riducendo il rischio di diabete di tipo 2 e migliorando la gestione del glucosio nel sangue.

3. **Potenziamento dell'Autofagia**: Sia il digiuno che l'esercizio fisico stimolano l'autofagia, un processo di pulizia cellulare che aiuta a rimuovere le proteine danneggiate e i detriti cellulari, promuovendo la salute cellulare e la longevità.

Strategie per Integrare l'Allenamento in Palestra e il Digiuno Intermittente

1. **Timing dell'Allenamento:**

   - **Allenarsi Prima di Mangiare**: Molti scelgono di allenarsi al mattino, alla fine del periodo di digiuno, per massimizzare la lipolisi (la rottura dei grassi) e utilizzare l'adrenalina elevata, che può migliorare le prestazioni. Questo approccio è particolarmente efficace per gli allenamenti cardio o a bassa intensità.

- **Allenarsi Dopo Aver Mangiato**: Per allenamenti di forza o ad alta intensità, può essere più vantaggioso allenarsi durante o poco dopo la finestra di alimentazione, quando il corpo ha energia disponibile dai nutrienti recentemente consumati. Questo aiuta a prevenire la fatica e supporta una maggiore intensità e recupero.

2. **Nutrizione Adeguata**:

- **Pre-Allenamento**: Se si sceglie di allenarsi verso la fine del periodo di digiuno, è importante mantenere l'equilibrio elettrolitico e l'idratazione. Per alcuni, un piccolo snack ricco di nutrienti, come un frullato proteico o una barretta energetica, può essere utile se l'allenamento si avvicina alla fine del digiuno e si sente la necessità di un boost energetico.

- **Post-Allenamento**: È cruciale consumare un pasto equilibrato contenente proteine, carboidrati e grassi dopo l'allenamento per favorire il recupero muscolare, soprattutto se l'allenamento conclude il periodo di digiuno.

3. **Idratazione**: Mantenere una buona idratazione è vitale, specialmente quando si combina digiuno e esercizio fisico. Bere acqua adeguata prima, durante e dopo l'allenamento è essenziale per prevenire la disidratazione.

4. **Monitoraggio e Adattamenti**: Ascoltare il proprio corpo è fondamentale. Se si sperimenta eccessiva stanchezza, vertigini o una diminuzione delle prestazioni, può essere necessario rivedere il timing del digiuno, l'intensità dell'allenamento o l'apporto calorico.

<u>CAMMINATA VELOCE:</u>

La camminata veloce, combinata con il digiuno intermittente, può essere un'ottima strategia per migliorare la salute generale, gestire il peso e potenziare l'efficienza metabolica. Questa combinazione è particolarmente attrattiva per chi cerca un approccio meno intenso all'attività fisica ma desidera comunque beneficiare degli effetti del digiuno.

Benefici della Camminata Veloce

La camminata veloce è un'attività a basso impatto che offre numerosi vantaggi per la salute:

- **Cardiovascolari**: Migliora la circolazione sanguigna e la salute del cuore.

- **Controllo del Peso**: Aiuta a bruciare calorie in modo efficace, facilitando la perdita di peso e la gestione del peso a lungo termine.

- **Miglioramento dell'Umore**: Stimola la produzione di endorfine, migliorando l'umore e riducendo lo stress.

- **Forza Muscolare e Flessibilità**: Migliora la forza delle gambe e la flessibilità generale.

Digiuno Intermittente e Camminata Veloce

Il digiuno intermittente, che alterna periodi di digiuno a periodi di alimentazione, è noto per i suoi benefici sulla salute metabolica e la longevità. Ecco come integrare efficacemente il digiuno intermittente con la camminata veloce:

1. Timing dell'Esercizio

- **Camminare Durante il Digiuno**: Camminare prima di mangiare può massimizzare l'utilizzo del grasso corporeo come fonte di energia. Questo è dovuto al fatto che, durante il digiuno, i livelli di insulina sono bassi e il corpo è più incline a utilizzare il grasso immagazzinato per l'energia.

- **Camminare Dopo Aver Mangiato**: Camminare dopo il pasto può aiutare a migliorare la digestione e accelerare il metabolismo. È particolarmente utile per coloro che possono sentirsi un po' letargici dopo aver mangiato, dato che l'attività fisica può contribuire a stabilizzare i livelli di glucosio nel sangue.

2. Intensità e Durata

- La camminata veloce può essere adattata facilmente a seconda dell'età, della forma fisica e delle preferenze personali. Generalmente, una buona regola è camminare a un passo che aumenta la frequenza cardiaca ma permette ancora di mantenere una conversazione.

- La durata ideale per la camminata veloce può variare, ma 30-60 minuti al giorno sono spesso raccomandati per ottenere benefici significativi.

3. Nutrizione e Idratazione

- **Idratazione**: Mantenere un buon livello di idratazione è essenziale, specialmente durante il digiuno. Bere acqua prima e dopo la camminata aiuta a prevenire la disidratazione.

- **Nutrizione**: È importante pianificare i pasti in modo che supportino il regime di camminata, soprattutto se si cammina verso la fine del periodo di digiuno. Assicurarsi che il primo pasto dopo il digiuno sia ben bilanciato, includendo proteine, carboidrati complessi e grassi sani per aiutare a recuperare e riempire le riserve di energia.

4. Ascolto del Corpo

- Ascoltare i segnali del proprio corpo è fondamentale. Se si avvertono sintomi come vertigini o eccessiva fatica, potrebbe essere necessario rivedere la pianificazione dell'esercizio o l'intensità della camminata.

  La combinazione di camminata veloce e digiuno intermittente può essere un modo efficace e piacevole per migliorare la salute generale e gestire il peso. Offre un equilibrio tra attività fisica moderata e controllo alimentare, il che la rende accessibile a una vasta gamma di persone, indipendentemente dal livello di fitness o dagli obiettivi di salute.

Questi brevi schemi spero vi diano una visione chiare e che vi aiuteranno a comprendere come questa pratica possa essere unita in modo efficace a qualsiasi attività si voglia intraprendere, ovviamente prestando sempre attenzione a determinati dettagli.

Affrontare le sfide

Andiamo ora a vedere quali sfide ci si possono presentare soprattutto nei primissimi giorni all'inizio di questa nuova pratica e come riuscire in totale tranquillità a superarli.

La fame e il desiderio di cibo sono spesso le sfide più immediate e intense che le persone affrontano quando iniziano a praticare il digiuno intermittente. Ecco alcuni modi per affrontare questo problema in modo efficace:

1. **Bevi acqua**: Mantieni il tuo corpo idratato bevendo acqua durante i periodi di digiuno. A volte, la sensazione di fame può essere confusa con la sete. Bere acqua può aiutare a ridurre questa sensazione e a fornire una sensazione di sazietà temporanea.

2. **Consuma tè o caffè senza zucchero**: Il tè e il caffè senza zucchero possono agire come soppressori dell'appetito e aiutare a ridurre la sensazione di fame. Inoltre, il caffè può anche fornire un piccolo aumento dell'energia grazie alla sua contenuto di caffeina.

3. **Prova bevande a base di erbe**: Le bevande a base di erbe, come tisane o infusi senza caffeina, possono essere una buona alternativa se vuoi

variare le tue opzioni di idratazione durante il digiuno.

4. **Mangia pasti ricchi di nutrienti durante i periodi di alimentazione**: Durante i periodi in cui sei autorizzato a mangiare, assicurati di consumare pasti nutrienti e bilanciati che ti aiutino a sentirti sazio più a lungo. Opta per cibi ricchi di fibre, proteine e grassi sani, che tendono a fornire una maggiore sensazione di sazietà rispetto ai cibi ad alto contenuto calorico o ricchi di zuccheri.

5. **Scegli snack sani durante i periodi di alimentazione**: Se ti senti affamato tra i pasti, opta per snack sani come frutta, verdura tagliata, noci o semi. Questi alimenti possono aiutarti a placare la fame senza compromettere i tuoi obiettivi di digiuno.

6. **Distraiti con attività**: Trova modi per distrarti dalla sensazione di fame. Coinvolgiti in attività che ti piacciono e che richiedono concentrazione, come leggere, fare passeggiate, praticare hobby o impegnarti in conversazioni stimolanti.

Affrontare la sensazione di fame durante il digiuno intermittente richiede tempo e pratica, ma con il tempo il tuo corpo può adattarsi e la fame può diventare meno intensa. Sebbene possa essere difficile all'inizio, molte persone trovano che le sensazioni di fame diminuiscano col tempo, consentendo loro di trarre beneficio dal digiuno intermittente in modo più confortevole e sostenibile.

Un'altra sfida demoralizzante che ci si può presentare è la scarsa energia durante i primi giorni di digiuno intermittente è una sfida comune poiché il corpo si adatta a un nuovo schema alimentare e impara a utilizzare le riserve energetiche in modo più efficiente. Per affrontare questa sfida in modo efficace, è importante adottare alcune strategie:

1. **Ottenere abbastanza sonno di qualità**: Il sonno è fondamentale per il ripristino delle energie e per il benessere generale. Durante il digiuno intermittente, è ancora più importante garantire di ottenere abbastanza ore di sonno di qualità. Cerca di mantenere una routine di sonno regolare, crea un ambiente confortevole per il riposo e adotta pratiche rilassanti prima di coricarti, come leggere un libro o fare una doccia calda.

2. **Fare attività fisica moderata**: L'esercizio fisico può contribuire ad aumentare i livelli di energia e migliorare l'umore. Tuttavia, durante i primi giorni di digiuno intermittente, potresti voler ridurre l'intensità e la durata dell'attività fisica per consentire al corpo di adattarsi gradualmente al nuovo regime alimentare. Opta per attività come

camminare, fare yoga o fare esercizi leggeri di resistenza.

3. **Consumare pasti ricchi di nutrienti durante i periodi di alimentazione**: Durante i periodi in cui sei autorizzato a mangiare, assicurati di consumare pasti equilibrati e ricchi di nutrienti che forniscono al corpo l'energia di cui ha bisogno. Scegli alimenti che contengono carboidrati complessi, proteine magre, grassi sani, vitamine e minerali. Questi nutrienti possono sostenere i tuoi livelli di energia e aiutarti a sentirsi soddisfatto più a lungo.

4. **Bere abbondante acqua**: La disidratazione può contribuire alla sensazione di stanchezza e affaticamento. Assicurati di bere abbastanza acqua durante tutta la giornata per mantenere il corpo idratato e sostenere i tuoi livelli di energia.

5. **Ascoltare il tuo corpo**: È importante ascoltare i segnali del tuo corpo durante il digiuno intermittente. Se ti senti particolarmente stanco o affaticato, potrebbe essere il momento di concederti un po' di riposo extra o di ridurre l'intensità dell'attività fisica.

6. **Gradualità nell'adozione del digiuno intermittente**: Se sei nuovo al digiuno intermittente, potrebbe essere utile adottare un

approccio graduale per consentire al tuo corpo di adattarsi lentamente. Inizia con periodi di digiuno più brevi o meno frequenti e aumenta gradualmente la durata o la frequenza man mano che ti senti più a tuo agio.

Affrontare la bassa energia durante il digiuno intermittente richiede una combinazione di attenzione al riposo, all'alimentazione equilibrata, all'idratazione e all'ascolto del proprio corpo. Con il tempo e la pratica, molti individui trovano che i loro livelli di energia si stabilizzano e si adattano al nuovo schema alimentare.

Andando avanti troviamo un'altra causa che frena dal cominciare questo nuovo stile di vita. Il deperimento muscolare, è una preoccupazione comune per coloro che praticano il digiuno intermittente, specialmente se sono attivi fisicamente o se vogliono mantenere o aumentare la massa muscolare. Tuttavia, ci sono diverse strategie che possono essere adottate per mitigare questo rischio:

1. **Consumare abbastanza proteine**: Le proteine sono fondamentali per la salute muscolare e per la sintesi delle proteine muscolari. Durante i periodi di alimentazione, assicurati di consumare abbastanza proteine di alta qualità provenienti da fonti come carne magra, pesce, uova, latticini, legumi, tofu e proteine vegetali. La quantità esatta

di proteine necessarie varia in base al peso corporeo, al livello di attività fisica e agli obiettivi individuali, ma generalmente si consiglia di consumare circa 1,2-2,0 grammi di proteine per chilogrammo di peso corporeo al giorno.

2. **Distribuire le proteine in modo equilibrato**: È importante distribuire l'assunzione di proteine in modo equilibrato durante i pasti giornalieri, anziché consumare grandi quantità in un'unica volta. Questo può favorire una migliore utilizzazione delle proteine per la sintesi muscolare e può aiutare a mantenere un bilancio proteico positivo nel corso della giornata.

3. **Esercizio di resistenza**: L'esercizio di resistenza, come il sollevamento pesi o l'allenamento con i pesi, è essenziale per mantenere e aumentare la massa muscolare durante il digiuno intermittente. L'allenamento di resistenza stimola la sintesi proteica muscolare e promuove la crescita muscolare. Cerca di impegnarti in sessioni di allenamento di resistenza regolari, mirando a coinvolgere tutti i principali gruppi muscolari del corpo.

4. **Focus sull'alimentazione post-allenamento**: Dopo un allenamento di resistenza, è particolarmente importante consumare una fonte

di proteine e carboidrati per favorire la riparazione e la crescita muscolare. Un pasto o uno spuntino post-allenamento che combini proteine e carboidrati può aiutare a ottimizzare i risultati dell'allenamento e a prevenire il deperimento muscolare.

5. **Riposo e recupero**: Assicurati di concedere al tuo corpo il tempo sufficiente per riposare e recuperare tra le sessioni di allenamento. Il riposo adeguato è essenziale per consentire al corpo di recuperare e adattarsi agli stimoli dell'allenamento, contribuendo così a preservare e promuovere la massa muscolare.

6. **Monitoraggio dei progressi**: Tieni traccia dei tuoi progressi nell'allenamento di resistenza e nella composizione corporea nel tempo. Questo ti aiuterà a valutare l'efficacia della tua dieta e del tuo regime di allenamento e a fare eventuali aggiustamenti necessari per raggiungere i tuoi obiettivi.

In sintesi, per mitigare il rischio di deperimento muscolare durante il digiuno intermittente, è importante consumare abbastanza proteine di alta qualità, impegnarsi in un regolare esercizio di resistenza e prestare attenzione al riposo e al recupero. Combinate insieme, queste strategie possono aiutare a preservare e promuovere la massa muscolare mentre pratichi il digiuno intermittente.

La mancanza di concentrazione durante il digiuno intermittente è una sfida comune, specialmente all'inizio quando il corpo si sta ancora adattando a un nuovo schema alimentare. Ecco alcuni modi per affrontare questa difficoltà in modo efficace:

1. **Pianifica le attività che richiedono maggiore concentrazione durante i periodi di alimentazione**: Durante i periodi in cui sei autorizzato a mangiare, cerca di pianificare le attività che richiedono maggiore concentrazione o impegno mentale. Questo può includere il lavoro che richiede attenzione ai dettagli, lo studio o la risoluzione di problemi complessi. Utilizza questi periodi di maggiore energia mentale a tuo vantaggio per massimizzare la tua produttività.

2. **Fai pause frequenti**: Se stai affrontando difficoltà di concentrazione, prenditi delle brevi pause durante le attività mentalmente impegnative. Questo può aiutare a ridurre l'affaticamento mentale e a mantenere la tua mente fresca e concentrata. Prova a praticare la tecnica della "pomodoro", lavorando per periodi di 25 minuti seguiti da una pausa di 5 minuti.

3. **Pratica la mindfulness**: La pratica della mindfulness può aiutarti a mantenere la concentrazione e a ridurre lo stress durante il digiuno intermittente. Dedica alcuni minuti ogni giorno alla meditazione o alla respirazione consapevole per calmare la mente e migliorare la concentrazione.

4. **Mantieni la mente impegnata**: Trova modi per mantenere la mente impegnata durante i periodi di digiuno. Ciò può includere attività che stimolano il cervello, come la lettura, la risoluzione di puzzle, l'apprendimento di nuove abilità o la partecipazione a discussioni stimolanti. Mantenere la mente attiva può aiutare a distrarre dalla sensazione di fame e a mantenere la concentrazione su altre attività.

5. **Evita le distrazioni**: Riduci al minimo le distrazioni durante i periodi in cui desideri concentrarti su compiti specifici. Ciò può significare spegnere il telefono, limitare l'accesso ai social media o creare un ambiente di lavoro tranquillo e privo di distrazioni.

6. **Ascolta il tuo corpo**: Se ti senti particolarmente stanco o affaticato durante il digiuno, ascolta il tuo corpo e concediti il tempo necessario per riposare e recuperare. Lavorare quando sei esausto può

compromettere la tua capacità di concentrazione e di esecuzione.

Anche affrontare le pressioni sociali durante il digiuno intermittente può essere complesso, coinvolgendo la gestione delle tue scelte alimentari e delle relazioni interpersonali. È importante comunicare apertamente con amici, familiari e colleghi riguardo alle tue scelte alimentari e al tuo regime di digiuno. Spiega loro perché hai deciso di praticare il digiuno e quali benefici sperando di ottenere. La comunicazione chiara può aiutare gli altri a comprendere le tue esigenze e a rispettare le tue scelte.

Quando hai eventi sociali durante il tuo periodo di digiuno, pianifica in anticipo come affrontarli. Potresti decidere di partecipare e concentrarti sul socializzare piuttosto che sull'alimentazione. Oppure, potresti portare con te cibo compatibile con il tuo digiuno per partecipare al pasto senza interrompere il tuo regime.

Trova compromessi che soddisfino le esigenze di entrambe le parti. Ad esempio, partecipa ai pasti sociali durante il tuo periodo di alimentazione e opta per altre attività durante il digiuno. Se incontri resistenza o disapprovazione riguardo al tuo regime di digiuno, gestisci le tue reazioni emotive in modo paziente ed educato.

Educa gli altri sul digiuno intermittente e i suoi benefici, fornendo loro informazioni e spiegando le tue ragioni personali per praticarlo. Cerca il sostegno di altre persone che seguono lo stesso regime o che comprendono le tue esigenze alimentari. Partecipare a gruppi di supporto online o locali può aiutarti a condividere esperienze e ottenere consigli utili.

Problemi digestivi

Un altro muro che può infrangere la nostra motivazione è sperimentare problemi digestivi durante il digiuno intermittente, è una sfida che può essere affrontata con alcune strategie mirate:

1. **Idratazione adeguata**: Bere abbastanza acqua durante i periodi di alimentazione è fondamentale per mantenere la salute digestiva. L'acqua aiuta a mantenere l'equilibrio idrico nel tratto digestivo e favorisce il passaggio regolare degli alimenti attraverso il sistema digestivo. Assicurati di bere almeno 8 bicchieri di acqua al giorno e aumenta il consumo di liquidi se ti senti disidratato o se sperimenti problemi digestivi.

2. **Pasti equilibrati**: Consumare pasti equilibrati che includano fibre, proteine e grassi sani può aiutare a sostenere la salute digestiva durante il digiuno

intermittente. Le fibre aiutano a promuovere la regolarità intestinale e a prevenire la stitichezza, mentre le proteine e i grassi sani forniscono nutrienti essenziali per il funzionamento ottimale del sistema digestivo. Assicurati di includere una varietà di alimenti ricchi di fibre, come frutta, verdura, cereali integrali e legumi, nei tuoi pasti durante i periodi di alimentazione.

3. **Limita gli alimenti irritanti**: Alcuni alimenti possono essere più difficili da digerire e possono aumentare il rischio di problemi digestivi durante il digiuno intermittente. Limita il consumo di alimenti piccanti, grassi fritti, cibi trasformati e bevande gassate, che possono irritare lo stomaco e causare bruciore di stomaco, dolore addominale o altri disturbi digestivi. Opta invece per alimenti più leggeri e facili da digerire durante i periodi di alimentazione.

4. **Prenditi il tempo per mangiare**: Mangiare troppo rapidamente o in modo poco attento può aumentare il rischio di problemi digestivi come il gonfiore o il bruciore di stomaco. Assicurati di prenderti il tempo necessario per masticare bene il cibo e di mangiare lentamente durante i pasti. Questo aiuta a favorire una migliore digestione e a ridurre il rischio di disagio digestivo.

5. **Evita pasti troppo abbondanti**: Consumare pasti troppo abbondanti durante i periodi di alimentazione può mettere a dura prova il sistema digestivo e aumentare il rischio di problemi digestivi. Cerca di mantenere le porzioni moderate e di evitare di mangiare fino a sentirsi eccessivamente pieno. Ascolta i segnali di fame e sazietà del tuo corpo e mangia in modo consapevole per evitare eccessi.

6. **Consulta un professionista della salute**: Se sperimenti problemi digestivi persistenti durante il digiuno intermittente, consulta un medico o un dietologo. Possono fornirti una valutazione approfondita della tua salute digestiva e consigliarti sulle strategie migliori per gestire o prevenire i disturbi digestivi durante il digiuno intermittente.

Affrontare i problemi digestivi durante il digiuno intermittente richiede una combinazione di idratazione adeguata, alimentazione equilibrata, attenzione alla qualità e alla quantità del cibo consumato, nonché la consulenza di un professionista della salute in caso di problemi persistenti. Con le giuste strategie e un po' di attenzione, è possibile mantenere la salute digestiva mentre si pratica il digiuno intermittente.

La pratica del digiuno come filosofia di vita

Il digiuno intermittente è comunemente considerato una strategia alimentare focalizzata sulla salute fisica e la perdita di peso, ma per molti si trasforma in una vera e propria filosofia di vita che permea molti aspetti dell'esistenza. Questo approccio non riguarda solo la restrizione calorica, ma invita a una profonda riflessione sul rapporto con il cibo, l'ascolto del proprio corpo, e il ritmo naturale della vita.

Storicamente, il digiuno ha radici profonde in molteplici culture e religioni dove è praticato come forma di purificazione spirituale, meditazione e rinnovamento interiore. Le tradizioni spirituali di tutto il mondo utilizzano il digiuno come un momento per distaccarsi dalle necessità terrene e concentrarsi su quelle spirituali, promuovendo un percorso di crescita personale e introspezione.

Nel contesto moderno, il digiuno intermittente può essere privo di una connotazione spiritualmente definita, ma per molti assume comunque un significato profondo che va oltre la semplice gestione del peso. Adottarlo significa spesso rivalutare le proprie abitudini alimentari, stabilire un maggiore controllo sul proprio comportamento e, non di rado, riflettere su aspetti più ampi della propria vita.

Una delle prime lezioni che molti imparano dal digiuno intermittente è la distinzione tra fame fisica e fame emotiva. La pratica del digiuno aiuta a riconoscere e gestire le spinte a mangiare che non derivano da un reale bisogno fisico, ma piuttosto da emozioni come stress, noia o ansia. Tale consapevolezza può portare a una relazione più sana e consapevole con il cibo, dove ogni pasto è un'opportunità di nutrire il corpo in modo intenzionale piuttosto che un'azione automatica o compulsiva.

Il digiuno intermittente invita anche a una maggiore presenza mentale e concentrazione. In molti riportano una chiarezza di pensiero durante i periodi di digiuno, un effetto che può essere attribuito alla riduzione delle distrazioni legate alla pianificazione dei pasti, alla preparazione e al consumo di cibo. Questa chiarezza può estendersi ad altre aree della vita, facilitando una maggiore concentrazione sul lavoro, nello studio o nelle attività creative.

La pratica regolare del digiuno può anche contribuire a sviluppare una robusta disciplina personale e una resilienza che va oltre il contesto alimentare. Imparare a resistere all'impulso immediato di mangiare secondo vecchi schemi o in risposta a stimoli emotivi può rafforzare la capacità di affrontare altre sfide della vita, siano esse legate al lavoro, alle relazioni o al benessere personale.

Inoltre, può essere un percorso verso un maggiore equilibrio nella vita, offrendo momenti per riflettere sugli obiettivi personali, sulle priorità e sulle proprie condizioni fisiche e mentali. La routine del digiuno può diventare un rituale che aiuta a ristabilire l'ordine in un mondo altrimenti frenetico e sovraccarico di informazioni.

Il digiuno intermittente può avere implicazioni per la sostenibilità ambientale. Riducendo il consumo complessivo di cibo e, di conseguenza, la domanda di risorse naturali per la produzione alimentare, gli individui possono contribuire alla riduzione dell'impatto ambientale. Questa consapevolezza può portare a scelte più sostenibili in altri ambiti della vita, consolidando il digiuno intermittente non solo come una scelta personale ma come parte di un approccio più ampio verso una vita responsabile e attenta all'ambiente.

Adottare questa pratica alimentare come filosofia di vita significa quindi intraprendere un viaggio di auto-miglioramento che sfida le convenzioni quotidiane e promuove una profonda trasformazione personale, facendo di questa pratica un ponte tra il benessere personale e un modo di vivere più riflessivo e sostenibile.

Questa pratica può avere effetti profondamente positivi su autostima e autocontrollo, andando ben oltre la semplice gestione del peso o la salute fisica. Questa pratica non solo modifica il modo in cui le persone interagiscono con il cibo, ma influisce anche significativamente sulla loro percezione di sé e sulle loro capacità di autogestione.

Aumento dell'Autostima

Quando le persone iniziano a praticare il digiuno intermittente, spesso si trovano a raggiungere e mantenere obiettivi legati alla perdita di peso e alla salute generale, che possono essere fonte di grande soddisfazione e miglioramento dell'autostima. Vedere i cambiamenti nel proprio corpo, come la perdita di peso o una maggiore tonicità muscolare, può fare molto per aumentare la fiducia in sé stessi. Tuttavia, i benefici per l'autostima possono estendersi anche oltre l'aspetto fisico.

Il successo nel mantenere un regime di digiuno regolare richiede e rafforza la disciplina e la determinazione. Imparare a controllare gli impulsi alimentari e ad aderire a un piano alimentare strutturato può trasferire un senso di controllo che va oltre il cibo. Gli individui possono iniziare a sentirsi più padroni delle loro scelte e azioni, non solo in termini di alimentazione ma in diverse aree della vita. Questa percezione di maggiore controllo e competenza può essere un enorme potenziatore dell'autostima.

Miglioramento dell'Autocontrollo

Il digiuno intermittente agisce come un esercizio di autocontrollo, che ha ripercussioni positive su molte altre aree comportamentali. La capacità di posticipare la gratificazione e resistere alle tentazioni immediate è centrale nel digiuno intermittente. Con la pratica, le persone imparano a gestire meglio la fame, riconoscendo quando i loro segnali di fame sono fisici piuttosto che emotivi o abitudinari.

Questo rafforzamento dell'autocontrollo può migliorare la capacità di gestire altri desideri o impulsi, come quelli legati al fumo, all'alcol o alla spesa impulsiva. Inoltre, la disciplina acquisita attraverso il digiuno regolare può aumentare la capacità di concentrarsi su compiti e obiettivi a lungo termine, migliorando la gestione del tempo e la produttività.

Riflessioni Emotive e Sviluppo Personale

Un altro aspetto del digiuno intermittente che può influenzare l'autostima e l'autocontrollo è la sua capacità di promuovere una maggiore introspezione e consapevolezza. Il digiuno può fornire momenti di riflessione tranquilla in cui gli individui possono considerare le loro abitudini, comportamenti e motivazioni più profonde. Questa auto-riflessione può portare a una migliore comprensione di sé e a uno sviluppo personale più intenzionale.

Inoltre, la pratica del digiuno intermittente spesso costringe le persone a confrontarsi con le proprie abitudini alimentari e stili di vita, portandole a fare scelte più consapevoli e salutari. Questo cambiamento può portare a una maggiore autostima quando vedono che sono in grado di fare scelte che migliorano la loro salute e benessere.

In sintesi, il digiuno intermittente può avere un impatto significativo sull'autostima e l'autocontrollo, fornendo gli strumenti e le esperienze che permettono alle persone di sentirsi più capaci e in controllo della loro vita. Questi cambiamenti possono portare a un miglioramento complessivo della qualità della vita e a una maggiore soddisfazione personale.

Questa pratica, inoltre, può trasformare profondamente il nostro rapporto con il cibo, facendoci riscoprire il suo vero valore e insegnandoci l'importanza di evitare lo spreco.

Quando si pratica il digiuno intermittente, il cibo assume un nuovo significato. La sensazione di fame che si prova durante i periodi di digiuno può intensificare la gratitudine e l'apprezzamento per i pasti che seguono. Questo può rendere l'esperienza del mangiare più intensa e gratificante, portando a una maggiore consapevolezza di ciò che si consuma. Si inizia a notare di più i sapori, la qualità degli ingredienti, e si sviluppa un maggiore rispetto per il nutrimento che il cibo fornisce.

Questo cambiamento di prospettiva può estendersi a una maggiore consapevolezza dell'impatto ambientale del nostro consumo alimentare. Capire quanto cibo si consuma realmente e quanto se ne spreca può ispirare a prendere decisioni più sostenibili. Quando si diventa più attenti ai propri consumi, si tende a pianificare meglio i pasti e a fare acquisti più mirati. Questo non solo aiuta a ridurre il cibo sprecato ma promuove anche uno stile di vita più ecologico e responsabile.

La riduzione dello spreco alimentare è una conseguenza naturale del digiuno intermittente. Con finestre di alimentazione ristrette, chi digiuna diventa più intenzionale su cosa e quanto acquista. Ciò porta a meno cibo in eccesso, che altrimenti potrebbe finire non consumato. Pianificare i pasti diventa una pratica essenziale, non solo per garantire l'assunzione adeguata di nutrienti ma anche per minimizzare gli acquisti impulsivi che spesso portano a sprechi.

Il digiuno intermittente può incoraggiare un cambiamento duraturo nel comportamento alimentare. Imparando a valutare e gestire la fame, le persone possono sviluppare una maggiore consapevolezza dei propri bisogni fisici e emotivi legati al cibo. Questo può aiutare a formare abitudini alimentari più sane e a fare scelte che rispettano sia la propria salute sia l'ambiente. Con il tempo, questo approccio può portare a una profonda trasformazione personale, promuovendo un equilibrio tra benessere personale e sostenibilità ambientale.

Quindi riassumendo possiamo dedurre che il digiuno intermittente può essere molto di più che una semplice tecnica dietetica. È un potente strumento di trasformazione che può migliorare il nostro rapporto con il cibo, aumentare la nostra consapevolezza ambientale e guidarci verso uno stile di vita più attento e sostenibile. Attraverso il digiuno, impariamo a valutare e rispettare ogni boccone, contribuendo non solo alla nostra salute ma anche al benessere del pianeta.

Il futuro del digiuno intermittente

Il digiuno intermittente, una pratica che alterna periodi di assunzione di cibo a periodi di digiuno, ha guadagnato terreno negli ultimi anni per i suoi benefici in termini di salute e benessere. Tuttavia, nonostante la sua popolarità nelle comunità di salute e fitness, gran parte della società rimane ancora all'oscuro o nutre dubbi su questa pratica. Questo scetticismo deriva in parte dalla natura stessa del digiuno, che contrasta con i messaggi dietetici tradizionali e le abitudini consolidate.

Per molte persone, l'idea di saltare i pasti può sembrare controintuitiva, se non dannosa. La credenza comune è che mangiare tre pasti al giorno, con spuntini intermedi, sia il modo ottimale per mantenere il metabolismo attivo e prevenire l'overdose di fame che può portare a scelte alimentari non salutari. Inoltre, il digiuno viene spesso associato a privazioni estreme o a pratiche religiose, il che può portare a ulteriori pregiudizi negativi.

Anche il contesto culturale e sociale gioca un ruolo significativo in come il digiuno intermittente è percepito. In molte culture, il cibo è al centro delle interazioni sociali e delle celebrazioni. Saltare i pasti può quindi essere visto come un rifiuto di partecipare a momenti familiari o sociali, il che può portare a isolamento o incomprensioni. Ad esempio, un invito a pranzo rifiutato a causa del proprio programma di digiuno può essere interpretato come un segno di scortesia o di distacco.

Dal punto di vista della salute, ci sono anche preoccupazioni legate alla mancanza di comprensione su come il digiuno intermittente influenzi il corpo. Nonostante numerosi studi mostrino che può migliorare vari aspetti della salute metabolica, come la riduzione dell'infiammazione, l'ottimizzazione dei livelli di zucchero nel sangue e il supporto alla perdita di peso, il timore che possa stimolare disturbi alimentari o carenze nutrizionali è prevalente. Questi timori non sono infondati, specialmente se il digiuno non viene gestito correttamente o adattato alle esigenze individuali.

Per contro, coloro che praticano il digiuno intermittente spesso riferiscono non solo miglioramenti fisici, ma anche mentali e emotivi. La chiarezza mentale, l'aumento dell'energia e una maggiore consapevolezza del proprio corpo sono alcuni dei vantaggi spesso citati. Inoltre, molti trovano che il digiuno li aiuta a stabilire un rapporto più sano con il cibo, liberandoli dalla necessità di pianificare costantemente i pasti o di preoccuparsi del cibo.

Nonostante questi benefici, il digiuno intermittente richiede un approccio personalizzato e consapevole. Non è adatto a tutti e può essere controindicato per individui con determinate condizioni mediche o per chi ha storie di disturbi alimentari. È per questo motivo che l'approccio al digiuno dovrebbe sempre essere guidato da professionisti della salute qualificati che possono aiutare a integrare questa pratica in modo sicuro e efficace nella vita di una persona.

Il futuro del digiuno intermittente come pratica diffusa dipenderà molto dalla capacità di educare il pubblico sui suoi reali benefici e rischi. Campagne informative, studi ben progettati e testimonianze di esperti di salute e nutrizione possono aiutare a dissipare i miti e le incomprensioni, rendendo questa pratica più accessibile e accettata. Con una maggiore comprensione e accettazione, il digiuno intermittente potrebbe diventare una parte integrante di un approccio più ampio e olistico alla salute e al benessere, complementare ad altri stili di vita salutari e sostenibili.

La diffusione di informazioni accurate e basate su evidenze scientifiche è fondamentale per sfatare miti e malintesi comuni sul digiuno intermittente. Programmi di educazione pubblica, workshop e seminari possono essere utili per insegnare alle persone i benefici, i rischi e le tecniche corrette del digiuno intermittente. È essenziale che queste informazioni siano comunicate in modo chiaro e accessibile, per assicurarsi che tutti, indipendentemente dal loro background educativo o sanitario, possano comprendere e valutare se questa pratica è adatta a loro.

Un'altra strategia per migliorare l'accettazione del digiuno intermittente è il coinvolgimento di professionisti della salute. Medici, dietisti e altri esperti di salute possono giocare un ruolo chiave nell'orientare e supportare i loro pazienti nell'adozione del digiuno intermittente. Questi professionisti dovrebbero essere equipaggiati con le risorse e la formazione necessaria per consigliare i pazienti in modo efficace e per personalizzare i piani di digiuno in base alle esigenze individuali, prendendo in considerazione condizioni di salute esistenti e obiettivi personali.

Inoltre, la ricerca continua è vitale per sostenere l'uso del digiuno intermittente e per approfondire la nostra comprensione dei suoi effetti a lungo termine sulla salute. Studi ben progettati possono fornire dati affidabili sulle migliori pratiche e sui potenziali rischi del digiuno intermittente, contribuendo a formare linee guida cliniche basate su prove convalidate. La ricerca può anche esplorare come differenti schemi di digiuno si adattino a diverse popolazioni, età e condizioni di salute.

Per migliorare ulteriormente l'integrazione del digiuno intermittente nella vita quotidiana delle persone, le tecnologie digitali come app per smartphone e dispositivi indossabili possono offrire strumenti pratici per monitorare il digiuno, il consumo calorico e l'attività fisica. Queste tecnologie possono aiutare gli utenti a rimanere motivati, a tracciare i loro progressi e a mantenere la coerenza nel loro regime di digiuno, tutto ciò può facilitare una pratica più regolare e informata.

Promuovere una cultura di supporto intorno al digiuno intermittente può incentivare più persone a provarlo e a continuarlo a lungo termine. Creare comunità online e offline dove le persone possono condividere esperienze, consigli e incoraggiamenti può rendere il percorso del digiuno meno isolante e più arricchente. Queste comunità possono anche agire come reti di sicurezza, offrendo assistenza e consigli quando gli individui incontrano sfide nel loro percorso di digiuno.

In sintesi, migliorare l'educazione, coinvolgere i professionisti della salute, avanzare nella ricerca, utilizzare la tecnologia e costruire comunità di supporto sono tutti passi essenziali per garantire che il digiuno intermittente non solo cresca come pratica, ma lo faccia in un modo che sia sicuro, efficace e sostenibile per chi sceglie di adottarlo.

Conclusione: Il Percorso Verso un Benessere Integrale

Mentre ci avviciniamo alla conclusione di questo viaggio insieme, riflettiamo sui concetti profondi che abbiamo esplorato e sulle trasformazioni che possono scaturire dall'integrare il digiuno intermittente nella nostra vita, in sinergia con la dieta mediterranea, l'alimentazione circadiana e l'approccio olistico al nutrimento.

Abbiamo scoperto come il digiuno intermittente non sia solo una tecnica di gestione del peso, ma un potente strumento per migliorare la nostra salute fisica e mentale. Attraverso la sua pratica, possiamo aumentare la sensibilità all'insulina, migliorare i parametri cardiometabolici e promuovere una detossicazione naturale del nostro organismo. A livello mentale, il digiuno ci ha mostrato come può affinare la nostra concentrazione e potenziare la chiarezza mentale, riducendo lo stress e aumentando la resilienza emotiva.

L'integrazione della dieta mediterranea e dell'alimentazione circadiana ha ulteriormente arricchito questa pratica, allineando il nostro consumo di cibo ai ritmi naturali del nostro corpo e arricchendoci con nutrienti essenziali che supportano sia la salute fisica sia quella cognitiva. Questo approccio sinergico ci ha aiutato a comprendere l'importanza di nutrire il corpo con cibi ricchi di antiossidanti, grassi sani e una varietà di frutta e verdura, il tutto consumato in momenti ottimali per massimizzare l'assorbimento e l'efficacia nutritiva.

Abbiamo anche esplorato come il digiuno intermittente, abbinato all'esercizio fisico regolare, possa essere una combinazione vincente per mantenere un corpo forte e una mente agile. Che si tratti di camminate, yoga o allenamenti più intensi, l'attività fisica si allinea perfettamente con i periodi di alimentazione e digiuno, massimizzando i risultati in termini di tono muscolare, resistenza e capacità aerobica.

Inoltre, il digiuno intermittente si è rivelato uno strumento prezioso per elevare l'autostima e rafforzare l'autocontrollo. Imparare a navigare attraverso i periodi di digiuno ci insegna la disciplina e ci aiuta a sviluppare una maggiore consapevolezza delle nostre abitudini alimentari e delle scelte di vita, portando a una riduzione dello spreco alimentare e promuovendo uno stile di vita più sostenibile e consapevole.

Mentre chiudiamo questo capitolo, voglio ringraziarvi per aver intrapreso questo percorso di esplorazione e crescita con me. Spero che le pagine che avete letto non solo vi abbiano fornito conoscenze utili, ma vi abbiano anche ispirato a fare scelte più consapevoli per la vostra salute e benessere. È con grande anticipazione e speranza che guardo al futuro, desiderosa di ritrovarvi tra le pagine di un nuovo progetto, dove possiamo continuare a esplorare insieme le infinite possibilità di un'esistenza più sana e armoniosa.

Grazie per aver condiviso questo viaggio con me. Fino alla nostra prossima avventura insieme, vi auguro salute, felicità e un equilibrio nutritivo nel vostro cammino verso il benessere.

Se pensi che questo libro ti sia piaciuto e ti abbia
aiutato ti chiedo di dedicare pochi secondi a lasciare
una breve recensione su Amazon!

Grazie,

Alessandra Casesa

* 9 7 9 8 3 2 2 7 9 8 8 8 0 *